识药记
良木篇

丁兆平　著

U0294922

人民卫生出版社

图书在版编目（CIP）数据

识药记. 良木篇 / 丁兆平著. —北京：人民卫生出版社，
2015

ISBN 978-7-117-21652-4

Ⅰ.①识…　Ⅱ.①丁…　Ⅲ.①中药材－基本知识
Ⅳ.①R282

中国版本图书馆 CIP 数据核字（2015）第 259269 号

人卫社官网	www.pmph.com	出版物查询，在线购书
人卫医学网	www.ipmph.com	医学考试辅导，医学数
		据库服务，医学教育
		资源，大众健康资讯

识药记——良木篇

著　　者：丁兆平
出版发行：人民卫生出版社（中继线 010-59780011）
地　　址：北京市朝阳区潘家园南里 19 号
邮　　编：100021
E - mail：pmph @ pmph.com
购书热线：010-59787592　010-59787584　010-65264830
印　　刷：北京铭成印刷有限公司
经　　销：新华书店
开　　本：850×1168　1/32　　印张：8.5　　插页：1
字　　数：213 千字
版　　次：2016 年 2 月第 1 版　2016 年 2 月第 1 版第 1 次印刷
标准书号：ISBN 978-7-117-21652-4/R·21653
定　　价：32.00 元

打击盗版举报电话：010-59787491　E-mail：WQ @ pmph.com
（凡属印装质量问题请与本社市场营销中心联系退换）

杨柳依依君有情

（自序）

美国的梭罗有《野果》……

法国的法布尔有《昆虫记》……

中国的安歌有《植物记》……

中外的男男女女，有那么多的人亲近大自然，喜爱大自然。

"道不远人"。山水草木，花草虫鱼，身边的这些事物不仅不会拒绝我们，恰恰它们是那么地令人亲近，让人产生无尽的情思。对此，我也不能脱俗。

喜爱自然，学习中药。由之引起我对以药用植物为主体的中医药文化不懈的探索与追求。

那么多富有灵性的草木甚至动物、矿物，充斥了我的头脑，浸淫了我的生活。它们让我的生活变得充实而富足。不仅使我自己受益，它们应当是惠及众生的。而我在这方面能否也留下点什么——笔记或者感悟？

冥思苦想之后，我为自己确定了一个学习的题目，名曰《识药记》，以博识中药为主题，或曰《识药情怀》。

此次单独把木本药用植物的十几篇笔记结集出版，为了更好地说明主题，最好加上一个副题，即"良木篇"。

首先要向大家说明我出发的目的：为什么要识药呢？

答案至简：没有为什么。只因为我是学习中药出身的，术业有专攻，大学的专业就是她。入了门，就再也出不来了，之所以说"充斥"与"浸淫"于其间，因为我发现自己真正喜爱上了中医药，以至于成为中医药大学永不毕业的学生。从20世纪80

年代的新一辈，到至今已经人过中年，想想自己走上这条道路，完全没有什么特别的，除了再自然不过的理由之外，那就只能是冥冥之中天使然也。如此而已。

夫子说："知之者不如好之者，好之者不如爱之者"。我之识药，如此为之，不过是做自己最熟悉的事，出于爱好。

那么目标又从何开始呢？令人值得琢磨。

不妨就先写柳树吧。就选择从最熟悉的入手。

好的。我小时候最先识得的树就是杨柳——杨树和柳树。

杨柳榆槐谁不识。写完柳树是不是该写杨树呀？

可是，杨树是缺少医药价值的，我无法完成对杨树的矫情。显然，我是市侩的，以价值取物，特别是它们的药用价值。确实，我有我自己的价值取向，在中国传统文化中，我特别钟爱中医药文化，以服务于人类健康事业为目标。

那不妨就写熟悉的桑树。

好的。"南山有桑，北山有杨。"除了杨柳，我早识得桑树。其果曰椹，甜美无比。那是可吃的树。就这么简单，只不过因为认识它，因为熟悉它，它就这么自然地成为了我识药的主角之一。

于是，在我的《识药记》中，杨柳依依抢占了第一，沧海桑田位居其二……

"道生一，一生二，二生三，三生万物。"

有了一二，自然不愁有三四相继。

再有？选择多多，我会不断开放自己的视野。

选择槐树吧。槐花五月开，五花槐花香。

五月同时开花的，还有枣树。枣花儿虽然不起眼，也不是那么的芳香，但照样能引来辛勤的蜜蜂，红枣更能引来顽童"一日上树能千回"。

继续寻摸，还有早春的杏花、秋日的枸杞、凌冬的女贞等。数来数去就有七七八八的植物入了我的眼中。

不止七八九十种，后来又陆续完成了冬日的核桃，还有那蘸糖的山楂……

当然，这些主角是有共同点的，它们都是木本的药用植物，虽然不同的品种在入药时要区别选用不同的药用部位。

让我一种一种地慢慢来完成这感悟植物中药的《识药记》吧。每一篇中，不仅涉及一种中药，因为许多的树木那可全身都有用，全身都是宝的。

柳枝、柳絮、桑叶、桑椹、桑枝、桑皮、槐花、槐角、杏仁、杏花、大枣、连翘、枸杞子、地骨皮、女贞子、核桃仁、山楂……

原来，它们的药用价值竟然如此的丰富！

它们可不仅是药哟。玉树临风，可观嘉木。它们有自在的繁衍，有历史的印记，有文化的积淀，有与人类各方面千丝万缕的联系。

而更神奇的是在它们身上那么多化腐朽为神奇的传奇疗效。识药之旅，更有实用：它们是什么样子的，来源于哪个部位，药甫入口化顽症，小小单方建奇功……在对植物博识考察的旅途中，会让人在不知不觉中体会到中国传统医学的伟大，这也更让我们赞叹先人的智慧以及我们所传承的文化之伟大！

我选择这样做是有意义的，完成《识药记》的过程，既博学而又有趣。

如果以后继续进行，那么这也是最先迈出的宝贵的第一步。

"折柳相送"，依依不舍。而我对杨柳依依的追溯，则是对中国传统医学中药宝库难舍的一种情怀。鉴古思今，继承发扬，通过对中药知识的普及与传统文化的交融，我希望为弘扬中医中药尽自己的一份绵薄之力。

通过识药之旅，可以让我们懂得——

植物陪伴我们生长，

植物有助我们健康，

植物，还影响了我们的生活、心态，乃至文化。

论述到每一种植物，篇幅都不太简约，短则五千言，长则超万言，既有识药，又有博物，还涉及生活习俗、传统文化等，兹其明瞭，其内容就不是豆腐块所能够容纳的。最终完成的这一册内容，是专门以木本药用植物归类的。谓之曰《识药记——良木篇》。

不可能无所不包，更不可能是十全十美的。最终精选并完成了对十几种嘉木的描绘，也就成就了十几篇药话的杂文，这其中机缘与巧合都有。

道不远人，自有知之、好之、爱之者。值此中国传统文化暨传统中医药文化大行于世的时代，愿将个人的学习心得交流与同知。同气有相求，同行必有朋。

述其缘起，兼及体会。以上数言，聊为自序。

丁兆平
——2014 年 12 月于历山脚下

目　录

7

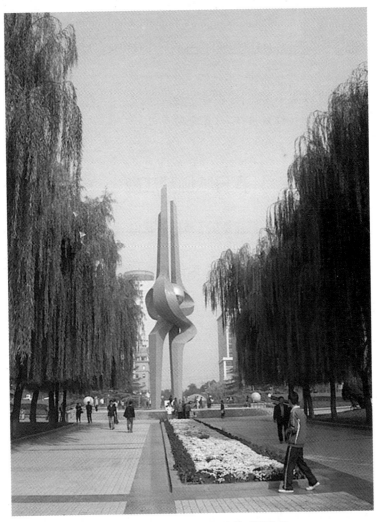

图 1　济南泉城广场泉标前的垂柳依依

杨花柳絮伴春风

碧玉妆成一树高，万条垂下绿丝绦。

不知细叶谁裁出，二月春风似剪刀。

——唐·贺知章《咏柳》

春日咏柳梦江南

借着唐朝诗人贺知章的《咏柳》，我们一下子牵出后世宋元明清诸多优美的诗句。

乱条犹未变初黄，倚得东风势便狂。解把飞花蒙日月，不知天地有清霜。

——宋·曾巩《咏柳》

涌金门外柳如金，三日不来成绿阴。折取一技入城去，教人知道已春深。

——元·贡性之《涌金门见柳》

万顷西湖水贴天，芙蓉杨柳乱秋烟。湖边为问山多少？每个峰头住一年。

——明·钟禧《和友人招游西湖》

短长条拂短长堤，上有黄莺恰恰啼。翠幕烟绡藏不得，一声声在画桥西。

——清·田庶《西湖柳枝词》

不同时代，都来咏柳。却也巧，上面的好几首诗都与西湖景色有关。

这让我们欣赏了烟雨江南那柳的美景。

南方的柳吸引人，绝妙的景致。无怪乎，引出诗人们多情的感慨。

在早春微寒之时,有唐朝诗人李白轻吟的那一句"烟花":

"故人西辞黄鹤楼,烟花三月下扬州"。

而宋朝名士苏东坡先生在广东惠州时,咏春光将尽之时的《蝶恋花》中有"柳绵":

"枝上柳绵吹又少,天涯何处无芳草?"

那"烟花"究竟是什么,那"柳绵"又该是什么?

答案——它们都是指柳絮!歌声中就有"西湖美景三月天,春雨如酒柳如烟"。正是那飞絮构成了西湖"柳如烟"的三月美景。

柳是迷人的。柳,妖娆如女子。无怪乎那漂亮的细眉被称为"柳叶眉",而那柔软的腰肢被称为"杨柳细腰"。"柳发",则被用来形容那随风飘动的长发。

在这迷人的季节里,吹拂起烟花、飘动那秀发的,是春风。

伴着春风吹起的烟花,我们话杨柳依依,溯医药渊源。

泉城赏柳说杨花

济南的春天来得早也去得快,有一句俗语很形象地把这描绘为"春脖子短"。正因为这样,济南的早春,在你看到杨柳吐絮之后,不几天的工夫,立马可见:鲜花开了,青草绿了,树芽儿转眼变成嫩叶,一天一个样。凡有植物生灵的那些地方,很快就变得郁郁葱葱了。自然,温度也回升得快,传递来太阳公公的关爱,催促着人们减衣舒身,踏青赏绿。

一年之计在于春。这时的人啊植物啊,无不焕发出勃勃的生机。

泉水柳树伴济南,泉城春来更赏柳。春来之时,那飘扬的杨花柳絮,是否曾深深地吸引你给以特别的关注?

似雾中花,似风前雪,似雨余云。本自无情,点萍成绿,却又多情。

西湖南陌东城,甚管定,年年送春。薄幸东风,薄情游子,薄命佳人。

——宋·周晋《柳梢春·杨花》

柳絮杨花年年为迎春的信使,然而她又是送春的使者,迎来送往之后,她也就消失地无影无踪。是她对春风薄情,还是春风将她遗弃? 在诗人的眼中,她既像薄情游子,又像薄命佳人。

《柳梢春》的作者周晋,字明叔,号啸斋,齐州历下(今济南)人。"济南名士多",他算得上其中之一吧?《全宋词》中存其诗三首。《杨花》这首词我不是从《全宋词》中读来的。虽然没有看到这首诗的出处,猜想无误的话,应该是其中一首。

周晋的儿子周密(1232—1298年),字公谨,也很有名,是南宋后期颇负盛名的词人。因周晋于靖康之难时南下,所以周密出生在父亲任职的湖州富春县。我为什么不能出生在济南? 那儿又是什么样子的? 周密对故乡济南充满了千丝万缕的念想,常以"历下周密"、"齐人"、"华不注山人"署名。

著名大书画家赵孟頫(1254—1322年),字子昂,他是熟悉济南的。二人在交往中,子昂所描绘的"云雾润蒸华不注,波涛声震大明湖"的景象,更令公谨无比向往。由此而促成了赵孟頫的一幅佳作——《鹊华秋色图》,这可是专为安抚挚友周密的思乡之情而创作的。赵孟頫凭着记忆挥洒济南的山水,他一边画,一边给周密介绍济南的山水草木、民俗风情。就这样,这幅被后人誉为"思乡之画"的传世名作,借着慰藉友人浓浓思乡之情而诞生了。

从思乡之画,再回到思乡之情。在那浓浓的思乡之情中,就该有那故乡柳絮在飞扬。如今,这幅名画收藏在台北故宫博物院。

杨柳青青着地垂,杨花漫漫搅天飞;柳条折尽花飞尽,借问行人归不归。

——隋·无名氏《送别》

从隋朝无名诗人折柳相送的咏吟中，我们得知，从很久以前，人们就将杨花来指代柳絮了。杨是杨树，柳是柳树，二者差别之大似乎谁都分得清，不会混淆。然而杨花指代柳絮最早始自什么时候，却不得而知。杨柳是最最普通的树木，可是因古人视杨与柳相类之故？因为见到李时珍在《本草纲目》中这样解说：

〔时珍曰〕杨枝硬而扬起，故谓之杨；柳枝弱而能垂流，故谓之柳，盖一类而是二种也……按《说文》云：杨，蒲柳也，从木，易声。柳，小杨也，从木，开声。

班兆贤先生在《古典医药诗词欣赏》中就根据《本草纲目》中李时珍的认识来解说杨花：

杨花，《本草纲目》称为"柳华"，即柳絮。入药性寒、味苦，主治风水黄疸、面热黑，痂疥、恶疮、金疮等。

植柳最赞左公柳

关于柳树姓了"杨"，还有一则历史典故：隋堤，即汴河之堤，因是隋炀帝时开通的运河，沿河筑堤故名。杨柳的"杨"字，原是隋朝皇帝的姓氏。隋炀帝杨广沿运河下江南到扬州，命河堤两岸临水植柳，赐名国姓"杨"，杨柳之名由此而传。唐朝著名诗人白居易（772—846年）有《隋堤柳》诗，赞美汴河隋堤的胜景：

西至黄河东至淮，绿影一千三百里。大业末年春暮月，柳色如烟絮如雪。

当年，隋堤之上盛植柳树，叠翠成行，风吹柳絮，腾起似烟。每当清晨，登堤遥望，但见晓雾蒙蒙，翠柳被笼罩在淡淡烟雾之中，苍翠欲滴，仿佛半含烟雾半含愁，景致格外妩媚，构成了一幅绝妙的柳色迷离的风景画。此景致被誉为"隋堤烟柳",系河南开封名胜"汴京八景"之一。

植柳至远,人们不会忘记杨柳与西域的相关。

盛唐诗人王之涣(688—742年)《凉州词》说:

黄河远上白云间,一片孤城万仞山。羌笛何须怨杨柳,春风不度玉门关。

还有同时代王维(701—761年)的《渭城曲》:

渭城朝雨浥轻尘,客舍青青柳色新。劝君更尽一杯酒,西出阳关无故人。

眺望西域,让人挥之不去的是那绵延千里的"左公柳"。

清末总督左宗棠,一代枭雄,率兵进军新疆平乱。他曾令军士在甘肃潼关至新疆贫瘠的河西走廊,沿着古丝绸之路,在数千公里的道路两旁,遍植柳树,奇迹般地树立起了一条雄伟壮阔的绿色长城。"自泾州以西至玉门,夹道种柳,连绵数千里。"柳用它不屈不挠的身躯,抵御着戈壁狂风、飞沙走石对丝绸之路的侵袭,边疆的稳定与家国天下的情怀竟然与丝丝柳絮相牵连。甘肃巡抚杨昌浚写诗盛赞这将军柳:

大将筹边人未还,湘湖子弟满天山。新栽杨柳三千里,引得春风度玉关。

左将军平定西域、捍卫疆土的壮举,永载中华史册!而那历经百年依旧雄姿英发的"左公柳",更是最好的纪念碑与墓志铭。

关于垂柳,令人震撼的一句话是——

垂柳能够穿透空间!

在河边、湖边、水边,那长长的柳丝垂入水中,是多美的意境啊。柳有向阴之性。有人干脆解说成柳是阴性的,柳条柔顺而随风摇摆。都说同性相斥,它们却千条万条向阴而归。

柳絮与柳条不同,因为柳絮极具生发之性,不因水性凝滞而枯萎了新芽。

　　在现代植物学分类上,杨与柳同属于杨柳科,可见古人的认识不谬:杨柳并称有根源。同科的杨树与柳树,一归杨属,一归柳属,差别是特别明显的。同中寻异,应当是,柳絮仅仅是柳絮,而杨花虽可指柳絮,似乎又不限于柳絮。

　　杨柳科树种有共同的生物学特性,花为单性,雌雄异株,荑荑花序,花无花被。所以,春天的树枝还没有长出嫩叶时,雄株上的雄花首先开放了,经过一段时间发育成熟后,雄花序上的花药自然裂开,花粉飞散而出,进行传粉,然后雄花花序逐渐萎蔫脱落。在一些树下看到的像毛毛虫似的那些东西,就是它们的雄花序。比雄花稍晚一些时间,雌株上的雌花开始开放了,伴随着雌花序的发育成熟,雌树上鲜嫩的幼叶也慢慢地长出来。雌花花序由若干朵小花组成,呈穗状的荑荑花序,每一朵小花发育后长成一个小蒴果,小蒴果里面包被着白色絮状的绒毛,在绒毛中间,藏着一些微小的由胚囊发育而成的种子,随着小蒴果及种子的不断发育成熟,小蒴果逐渐裂开,那些白色絮状的绒毛便携带着种子漫天随风飞散,这就构成了春天的风景——"杨柳飞絮"。

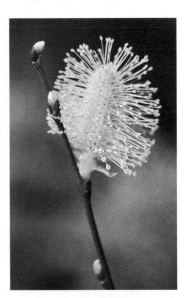

图2　柳树花絮特写

柳华入药始《本经》

　　那飞扬的柳絮可以入药,并且颇有渊源。上古时期,早在《神农本草经》记载的365味药物中,就有她的一席之地:

柳华:味苦,寒。主(治)风水,黄疸,面热黑。一名柳絮。(柳)叶,治马疥痂疮。(柳)实,溃痈,逐脓血。(柳)子汁,治渴。生川泽。

——《神农本草经·下品》

《神农本草经》是以柳华为主药,附有柳叶、柳实、柳子的功用。明朝李时珍的记述,在《神农本草经》的基础上有所扩展。《本草纲目》中以“柳”为主条,项下分别记述柳华、柳叶、柳枝及根白皮、柳胶、柳寄生、柳耳和柳蠹。原来,柳的全身都与医药结缘。

《本草纲目》在柳华项下录有新增的六则附方,其中三则仅用柳华的单方为:

吐血咯血:柳絮焙研,米饮服一钱。《经验方》

金疮出血:柳絮封之,即止。《外台秘要》

脚多汗湿:杨花着鞋及袜内穿之。《摘玄》

——明·李时珍《本草纲目·木部》第三十五卷

柳絮治疾并非仅记载于医学典籍。医药来源于生活积累柳絮的普遍与医疗应用之大众化,使之在如崔寔《四民月令》这样的一本叙述每年例行农事活动的古代典籍中也有记述:

“三月三日以及上除,采柳絮可以愈疮”。

这里还有一则现代验案,也反映柳絮治病之简便:南宫县大堤村潘某,男,四十余岁,1955年夏季,出现尿道刺痛,尿混浊带血。取柳絮火煅成炭性,研为细末0.6克,红糖200克溶于250克黄酒中,同柳絮炭一次冲服。用本方一次痊愈。此案引自《中医验方汇选》。

生活之中识柳絮。那年,我上中学的孩子曾带回一道中考的模拟试题,问我柳絮是柳树的哪个部位?选项有四:花;花序;果实;种子。当时,这道题目就把我给考住了。有植物学知识背景的我“指导”说,可能指的是柳树的荑荑花序吧。结果我是错的,正确的答案是种子。这与后来在书中读到专家的解说一致：

　　本植物的种子甚小，肉眼不易看清，此种子带有白色绒毛，随风飘荡，状似棉絮，故谓之柳絮。《本经》的作者误认为柳絮即柳华。故谓"柳华……一名柳絮。"

——程东旗《神农本草经七十六药集释》

　　程东旗先生继续讲解《神农本草经》"柳华"为垂柳的花。他的根据是：

　　"华，即花。《说文通训定声》：华，荣也。开花谓之华。"

　　单从字面上似乎并没有错，但我个人认为他的解说结合实际不够，有点不合情理，而持《本经》"柳华"当为"花序"。因为此时垂柳刚刚开花而尚未吐絮，亦即尚未结子的荑黄花序。理由如下：

　　柳树的种子细小到难以看清，它的花之小也就可以想象了。如何把它的花区分开来呢？很难！取柳华药用时，最可行的就是取开花时的花序，而不能像现代植物学家一样，用解剖针单独分离它的花。柳华无论是鲜用还是干用，取其花序都不成问题。反正要单独挑出花来，是不太可能的。

　　角度改变观念。解《神农本草经》自然离不开药材的实用角度，所以《神农本草经》的"柳华"当指柳的"花序"。

　　当然，后来我的答案还真的得到了肯定：柳华确实是花序，并且还有一个形象的别名——柳椹。

　　柳树花序入药又称柳椹。即柳树花（蕊）未开放时，整个花序形状似椹，故称柳椹。在古籍文献《岣嵝神书》（明·南宫从）和《急救方》（清·余成）中，就是称其为柳椹的。一点儿小小的学问，真是令人体会到了书到用时方恨少！

　　接下来的问题就是，那柳絮（种子）是不是能够单独挑出来呢？至少本人觉得这要比单取柳树的花要容易些，而且不一定要人为地来进行这种区分。它的每粒种子后面都带着毛，即使药用也没要求把毛去掉，所以你看到的种子更多的是"絮"。

我清楚地记得,某年的春天,到陕西扶风的法门寺观光游览,当时正是柳絮的"盛"时,飘落到地上的柳絮累积在花丛下,厚厚的,恰似洁白的一层雪。惊奇之下我给这一"雪景"照了相。

东晋才女谢道韫有"未若柳絮因风起"的佳句,描写雪似柳絮漫天飞舞,反观之,累积的柳絮更像雪。古代的柳絮一定比现在飘扬的更壮观,取之用药也该是比较容易的吧。

柳叶医方有刻石

"《名医》曰,(柳)生琅邪。"

琅琊,为秦置三十六郡之一,汉代亦沿袭之。古之琅琊,东海之滨,那也包括了我出生的小村庄。可能因于此吧,我对柳树情有独钟,我为家乡的柳树如此著名而自豪。柳更是济南的市树,"四面荷花三面柳",每一个济南人,都无法不与柳树结缘。但如果一定要从有缘来联系,也未必对,因为毕竟有太多太多的人是那么地钟情于柳。

因为我的画中多杨柳树,就有人说我欢喜杨柳树。因为有人说我欢喜杨柳树,我似觉自己真与杨柳有缘。但我也曾问心,为什么欢喜杨柳树? 到底与杨柳树有什么缘? 其答案了不可得。

——丰子恺《杨柳》

"有心栽花花不开,无心插柳柳成荫。"因而有人说柳是至贱的,其实这话更不妨从喜爱柳树的人口中说出来。

剪一根枝条来插在地上,它也会活起来,后来变成一株大柳树。它不需要高贵的肥料或工深的壅培,只要有阳光、泥土和水,便会生活,而且生得非常强健而美丽。杨柳的主要美点,是其下垂,树杆越长得高,树枝越垂得低。千万条陌头细柳,条条不忘记根本,常常俯首顾着下面,时时借了春风之力而向泥土中的根本拜舞，或者和它亲吻。好像一群活泼的孩子环绕着他们的慈母而游戏，而时时依傍到慈母的身旁去，或者扑进慈母的怀里去，使人见了觉得非常可爱。

——丰子恺《杨柳》

仔细研读《本经》"柳华"下的记述，让我继续产生疑问。柳叶不用说，那"（柳）实"是什么，"子汁"呢？不知道那时候的古人能否区分开柳树的雄花与雌花，也许他们会把柳树开花期过后的花序视为它的果实吧，且不管它的种子（柳絮）飞走没飞走。至于子汁何来，既然柳絮是种子，轻飘飘的这微小的东西是难以有汁的，除非用柳絮水浸或水研。

著名的佛教刻石风景名胜河南洛阳龙门石窟，是中国四大石窟之一（另有甘肃敦煌莫高窟、天水麦积山石窟、山西大同云冈石窟）。医药传世途径广泛，佛教文化可溯医药，这儿也有。龙门山药方洞的《龙门石刻药方》，始刻于南北朝时代北齐武平六年（575 年），其中就有用柳枝叶治疮的两则单方，后世还分别被唐朝《千金翼方·卷二十四》和宋朝《太平圣惠方·卷六十》转录：

疗疔疮方：柳枝叶一大束，长三尺，四尺围，锉，水七斗，煮三十沸，去渣，煎如饴，刺破涂，神验。

疗反花疮方：煎柳枝叶如饴，涂良。

——北齐·师道兴《龙门石刻药方》

明朝李时珍在《本草纲目》中收载柳叶、柳枝的附方不少，不仅限于治疮，在此录几则单方如下，都很简便实用。

小便白浊：清明柳叶煎汤代茶，以愈为度。《濒湖集简方》。

猝得恶疮：不可名识者，柳叶或皮，水煮汁，入少盐，频洗之。《肘后方》。

面上恶疮：方同上。

黄疸初起：柳枝煮浓汁半升，顿服。《外台秘要》。

——明·李时珍《本草纲目》

原来,这方便可得的小小柳叶,竟也有许多的医药之用,并且受到古代的高度重视。

神奇的柳枝接骨

为吹柳哨折柳枝。

小时候,小人儿,谁没折过柳枝呀?折后取枝皮圆筒,可以制成柳哨儿吹着玩。粗的声浑厚,细的声尖利。人人做来都不同,所以小伙伴们会一比高低:看我做的柳哨最粗大……你的没有我的哨儿嘹亮动听……

还有折柳相送,尽显文人情怀。夕阳西下,晚风拂柳,残笛声声,那离别之情会让人有心碎的感觉。

柳是让人动情的。那么,再折一根柳枝吧,这次是专门为了给你展示"伤筋动骨"的医学体验:

用力折柳枝,"啪"的一声,木心被折断了,但柳枝的青皮还连缀着。这么直观而常见的现象,被医学上借用,就有了这样一个医学术语,叫做——柳枝状骨折。

柳枝状骨折就是青枝骨折,是说骨折像柳枝被折断一样,里面的骨头断了,外面还皮肉相连。借助仪器检查,X线显示只有角度改变而看不到骨折线。这种骨折恢复快不易移位,属稳定型骨折。

而柳枝恰恰又被中医用于接骨。柳枝接骨?对呀,用以替代骨头,柳枝曾经突破历史的局限创造过奇迹。

相传古代扁鹊、华佗等名医已经有了很高超的外科手术甚至接骨技术。至少到元代时,正骨已成为中医学中的专科。但谁最先创用了柳枝接骨技术,却没有确切的记载。民间传说,明朝末年的傅青主(1607—1684年),对柳枝接骨的治疗过程,有过详细的描述。但长期以来,柳枝接骨是作为临床中的秘技在小范围内传承的。

仅有一则清晰的文献记载，述清朝医生用"杨木"（即柳枝，当与杨树无关）来接骨。此见于清代钱秀昌《伤科补要》一书中。

钱秀昌，字松溪，清朝上海县人，然生卒年不详。他伤科接骨技术高超，撰有《伤科补要》一书。时上海县知事苏昌阿（字爱堂，正白旗人）亲为作序，对钱氏伤科医技之精湛，颇为嘉许。其序作于嘉庆己巳（1809年）春季。就在这篇序言中，记录了他亲见的一种极其重要的接骨手术方法。骨折的治疗康复，俗话常说"伤筋动骨一百天"。两百年前所进行的这种接骨手术，骨折的伤足在治疗百日后，恢复到了与他平常的步履相近的程度（"不爽其恒"），不能不令人点头称赞。

"吾闻古医者，解颅理脑，破腹湔肠，后世不可复得。而余（注：苏昌阿）亲见折足者，医断其骨而齐之，中接以杨木，卧百日耳，步履不爽其恒。"

20世纪50年代，国内对柳枝接骨进行的研究较多，有动物实验与临床观察，且在多地有开展。甚至延续到对越自卫反击战以后，柳枝接骨还曾在我国民间有所应用，效果明显。尤其是用于一些四肢骨折，可避免截肢。

在1989年的骨伤科专业期刊《骨与关节损伤》杂志上，报道了1例曾于1959年"外伤致左股骨中下1/3骨折"病例。这是一位8岁孩童，行切开柳枝接骨，术后感局部肿痛不适，2个月后骨折愈合，能"正常生活劳动"，连续达11年。11年后发生左大腿内侧破溃流脓，治愈；第13年后，再次发生，治疗后创口闭合。第15年后已到了1975年，第三次破溃流脓。1976年患者24岁，此时的他入院检查所见"一般情况好，发育正常，左大腿肌肉略萎缩"。经第二军医大学附属长征医院骨科手术，取出植入物后，治愈了骨髓炎。所取出植入的柳枝板长5.5厘米、直径0.8厘米，为椎形木条，无钙化和纤维化。该病例经随访十年，完全治愈。

　　这一柳枝接骨个案,也能说明其应用在急救中的必要性。在 11 年后虽然发生了骨髓炎,但如果当初不进行接骨手术,其后果是无法想象的。

　　除了用柳枝接骨,另外一些较平常的用法,则是将柳枝用作外固定,或者用它熬制成膏药使用。

　　现代医学技术发展到了何种水平,谁还会用这些个"烂木头"呀?柳枝接骨,你就做你的复古梦去吧。曾经存在这样想法的人,不是别人,而恰恰就是我自己。然而,就在我认为成文之后,还是受到了这样信息的震撼:2010 年,意大利人成功地将木头变身人工骨用于外科整形。我对中医药的坚定信念,正是来自许多这样的事例。被事实教育的远不止我一个——古为今用没什么不好,妄自菲薄最不可取!

　　说到医药与柳树的渊源,又不能不提到世界上发现最早、使用最广泛的消炎止痛剂,百年名药"乙酰水杨酸",老百姓更熟知的是它的商品名——阿司匹林(Aspirin)。没有柳树的药用,就可能没有阿司匹林那么早的发现。

　　关于柳,古代中医文献中有那么多处方,在应用中究竟是其中什么因素起了作用而取效,古人不得而知,这是古人的无知;现代人在从中提取了水杨酸之后,有人就只拿已知的水杨酸与它对号入座了,对上了仅是水杨酸的功劳,对不上就不承认它,这更是现代人的无知。现代对中药有效成分的研究,识其一而不识其二,只关注其一隅而不及其余,这种现象是很常见的,诸如这样的例子其实并不只表现在柳的药用身上。

　　"简约可得粗犷之智识,精细尤限近观之视角"。古今对比,亦见尺有所短、寸有所长。

百年名药阿司匹林

　　阿司匹林应用于临床,若从 1897 年人工合成乙酰水杨酸为起始,到 2007 年已经足足有 110 年的历史了。它至今仍是临床使用最多、应用范围最广的药物之一。

在中国和西方,人们自古以来就知道柳树叶汁具有解热镇痛的神奇功效。希腊名医希波克拉底(Hippocrates,约公元前460—公元前 377 年)在公元前就用柳树皮治疗疾病了,古代希腊、罗马的医生长期用柳树皮浸出液治疗炎症、疼痛等。在这位西方医学奠基人的身后,两千多年一晃而过。到了 1758 年,英国神父爱德华·斯通(Edward Stone)无意中扯了一片白柳树皮来嚼,出乎意料的是,他的关节痛和发烧症状减轻了。他对白柳树做了初步研究,并将结果报告给了英国皇家协会,但仍未引起足够的重视。

对柳树汁液的研究并未因此而停止,后来的研究人员发现了那种止痛的物质是水杨酸。于是人们又对水杨酸进行了研究。直到 1859 年,人们才用化学合成方法合成了柳树叶汁中所含有的成分水杨酸苷。1895 年,德国化学家霍夫曼(Felix Hoffmann)研制出了一种水杨酸类似物,新药的第一位试验者是他的父亲。霍夫曼发现这种药不仅能为父亲的关节炎止痛,而且也能减轻发热和炎症反应。他的同事德雷泽(Hinrich Dreser)于 1897 年合成出了乙酰水杨酸,并将其命名为阿司匹林。1899年 3 月 6 日,霍夫曼所在的拜尔公司向柏林皇家机构申报了这一发明专利。

阿司匹林一经问世就风靡世界。起初,阿司匹林主要作为解热镇痛药,它通过发汗散热达到降温的目的,可有效地控制慢性疼痛,如头痛、牙痛、神经痛、肌肉痛等。它另外的重要作用是抗炎和抗风湿。

自诞生之日起,阿司匹林即拉开了传奇序幕,从最基本的解热、镇痛、抗炎和抗风湿作用,到预防心脑血管疾病,越来越多的新用途被发现。

近些年来,阿司匹林在防治血栓形成方面的功效得到证实,从而开创了崭新的应用领域。阿司匹林主要是通过花生四烯酸的途径来抑制血小板聚集,而能对抗动脉粥样硬化血栓形成。目前,全球范围内已完成上百项有关临床随机对照试验,总数超过十万例的病例研究。循证医学已确立了阿司匹林在心脑血管疾病防治中的基石地位。

阿司匹林是预防冠心病最重要的药物和标准疗法。阿司匹林应该常规应用于所有没有禁忌证的急性和慢性缺血性心脏病患者(二级预防),无论其有无明显症状。还推荐阿司匹林用于对冠心病高危患者的一级预防。比如,对年龄在50岁或50岁以上的高血压病患者,如果伴有血浆肌酐中度增高,或有糖尿病,或十年冠心病风险超过百分之十时,在血压控制良好(150/90mmHg)的前提下,应使用小剂量阿司匹林来预防冠心病。

阿司匹林也是预防短暂性脑缺血发作(TIA)或缺血性卒中复发最重要的药物。急性缺血性卒中,如不能进行溶栓治疗,也没有禁忌证,应在发病48小时内服用阿司匹林。阿司匹林可以有效降低急性缺血性卒中患者的早期复发率和早期死亡率。但阿司匹林不推荐常规用于缺血性卒中的一级预防。

阿司匹林抗血栓治疗,应用小剂量长期服用,一般都能获得很好的耐受性和显著疗效。汇总分析不同剂量阿司匹林在预防严重心脑血管事件方面的功效,结果表明,增加阿司匹林的剂量并没有显著增强其抗血小板的功效;反而长期应用会导致胃肠不良反应增加,如溃疡、出血等;大剂量在超过每日325毫克时还有显著增加脑出血的危险。所以,预防性用于冠状动脉疾病的抗凝治疗,阿司匹林的服用剂量建议为每日75~100毫克,最好控制在每日80毫克以下。

近年来,阿司匹林在预防癌症及治疗阿尔茨海默病方面又取得重大进展。相信这个已有百年传奇的药物会不断焕发出青春活力。

外治疖疮柳叶膏

杨柳的医用,在我国古已有之,传说中,战国时期医学家扁鹊就曾用柳叶熬膏治疗疔疮肿痛。

《日华子诸家本草》有柳叶"煎膏外敷,能续筋骨,长肉,止痛。主服金石人发大热闷,汤火疮毒,入腹热闷及疔疮"。

古人有记载,今人就应用验证一下吧。

四川有位杨远星医生,他采来新鲜柳叶和嫩芽,用水洗净,加水适量,浸煮2~4小时后过滤,共浸煮两次,合并滤液,继续浓缩,就炼成了膏药。凉后将这柳叶膏装入瓶中密封好,就可以备用了。

有位杨姓患者,男,16岁,腹部生疮。对患处用酒精棉球消毒后,涂上柳叶膏,覆以消毒纱布,胶布外固定,每天换药一次。3天后,生于腹部的疖疮痊愈了。

另有一徐姓患者,右脚背上患了急性蜂窝组织炎,红肿疼痛,行走困难。在遭受了两天的折磨之后,他来找杨医生,在诊断后,同样可以使用柳叶膏治疗。但柳叶膏已经用完了,只好取来鲜柳叶捣烂,给患者外敷在脚背上。这会有效吗?患者难免会怀疑。但第二天,疼痛缓解了,红肿减轻了。在继续敷药两次后,也获痊愈了。

这是20世纪80年代报道的医案。见于《四川中医》1984年2卷3期。

用最简单的办法和最廉价的成本治病救人,应该是永远不会被人耻笑的吧?

曾经的缺医少药是不会令人忘记的,而一些能够留住的记忆中,也就有"一根银针一把草"服务基层大众的宝贵历史。

二十世纪六七十年代,曾经兴起发掘中医药简便廉验方法的高潮。常见的柳树也就经常"被用到"。

杨功渠在 1975 年《赤脚医生》杂志上报道,用柳叶膏治疗一位 20 岁王姓患者的颈部疖肿,因反复发作,缠绵不愈,曾经服用过长效磺胺,肌注过青霉素,皆未能取得效果,经外敷柳叶膏三次痊愈。

他另用柳叶膏治疗外伤感染。有一李姓男患儿,右手中指被砸伤后感染,手指肿胀,疼痛剧烈,指甲内青紫,甲盖凸起。曾肌注青霉素,口服土霉素、四环素,外敷姜黄散软膏,仍然疼痛肿胀。为控制感染医院建议拔去甲盖,家属不同意。采用柳叶膏外敷,三次后肿胀消退,五次后痊愈,而且指甲完全长好。

而周东升在同年度同期刊有报道,是用柳叶代茶饮治愈肾病综合征的个案。患者周某,男,21 岁,原发性肾病综合征,收住院,给予激素强的松治疗半个月无好转,全身浮肿加重,尿蛋白(+++),转入当地的市人民医院,给予强的松及环磷酰胺治疗一个月,仍无好转,全身高度浮肿,尿蛋白仍然(+++),于 1968 年 6 月 9 日自动出院。出院后经周医生在门诊治疗,用垂柳树叶煎水代茶饮,口服强的松逐渐减量直至停用,全身浮肿逐渐消退,尿蛋白逐渐减少,治疗两个月,体力完全恢复正常。垂柳叶的用量是每天取鲜柳叶半斤,使用干品可减半,煮水代茶频饮即可。此法疗程较长,可连续饮用三至四个月。

柳树皮,自然也是可以药用的。

山东省崂山县河套公社卫生院曾经总结了柳树皮煎剂治疗急性尿潴留的经验,发表在 1978 年的《赤脚医生》杂志上。

据介绍,崔姓女患者,四十余岁,患肾炎住院期间,出现排尿困难。取柳树皮煎剂服用,10 多分钟就排尿了。刘姓女患者,五十余岁,患心脏病住院期间,发生排尿困难,经局部热敷、按摩后无效,给以柳树皮煎剂,每次 10 毫升,在服用两次之后,10 分钟后获得排尿。另一例王姓女患者,成年人,因有机磷农药中毒(中度),在急诊室观察治疗期间出现尿潴留,内服柳树皮煎剂10 毫升,10 分钟后排尿。

柳树皮煎剂的制取方法自然而不复杂：

鲜柳树皮刮去外层栓皮，取皮层部分切片。柳树皮 2500 克加水约 5000 毫升，煎煮两小时，过滤，浓缩至 1000 毫升，加入适量防腐剂，装瓶备用。成人口服每次 10 毫升，每日两到三次。

柳树是喜生于水边的。水中的柳树，侧根上会生出附着的须根，露在外面，浸于水中。

这样的情景生活中是常见的。

柳树根的验方也就被人们挖掘与献出。1969 年 7 月 5 日，有赵保坤献一方治黄水疮。取水边柳树须根，取下洗净，切断，炒黄研面，用时香油调匀，涂于患处。

10 月 9 日，办法就被验证了。有一刘姓女患者，17 岁，青春韶华最爱美的时节，却在右口唇发生黄水疮，即使一日也难挨，却半月之久也不见好，疮口的范围已蔓延到 3 厘米 ×4 厘米大小，并且在左颌下有淋巴结肿大如枣。经采用上述简便方法，五天后治愈。虽然在刚治愈时患处有白色脱屑，但一周后就消失了，恢复如初。

生疮，现在已很少见了呀。是啊，但那些简便的方法，也一定要随之而消失吗？也许记忆深处的它们，说不定在什么时候还会被发掘和利用。

"杨枝净水"与刷牙

人到中年齿渐豁。

饭后，自然有拿起一支牙签剔牙的习惯。

牙签，还是柳木做的好。因为这种材质的牙签，除了能剔除牙垢，咬下去还有一种特别的香气，据说这香气能够辟邪。

柳树随处可见，而且柳枝本身有药用价值，把它做成牙签使用，是再合适不过的了。它的好处，李时珍在撰成于明朝万历六年（1578 年）的《本草纲目》木部里就说到了用柳枝做成的牙签

（牙杖）：

"柳枝祛风消肿止痛，其嫩枝削为牙杖，剔齿甚妙。"

但柳枝刷牙、剔牙，直追其渊源，则会发现，这与"杨枝净水"有关。而"杨枝净水"原来是来自口腔净齿的异域习俗的。

慧眼慈悲降梵天，杨枝净水洒三千。万般劫难都销尽，一步人间一白莲。

在民间，手持杨枝及净瓶的观音形象广为流传。杨枝在佛教中的作用最早就是用来净齿刷牙的——"嚼杨枝"。

"杨枝"是什么东西呢？根据唐朝义净法师（635—713年）的《南海寄归内法传》，"杨枝"的正确叫法本该是"齿木"。

据来自异域的文献记载：真正的齿木当多用优昙钵罗木（拉丁学名 *Ficus glomerata*，略称昙花，属于桑科中之隐花植物）、阿修他木。若无此等树木时，当求如桑等有乳之木；或谓当用竭陀罗木。

"嚼杨枝"是什么意思呢？这在《南海寄归内法传》的"朝嚼齿木"条中可以找到非常明确的答案：

（齿木）一头缓须熟嚼良久，净刷牙关……用罢擘破，屈而刮舌。或可别用铜铁作刮舌之篦。或取竹木薄片如小指面许，一头纤细以剔断牙，屈而刮舌，勿令伤损……要须熟嚼净揩，令涎液流出，多水净漱，斯其法也……嚼齿木时矣。亦有用细柳条，或五或六。全嚼口内，不解漱除。或有吞汁，将为殄病。求清洁而返秽，冀去疾而招疴。

根据义净的描述，除外用钢铁制作的"刮舌之篦"，齿木可以用竹木制作，也可以用细柳条制作。齿木的用法先是慢慢地"嚼"，而且其木条要"以苦涩辛辣者为佳"，若要符合这条件，自然竹木是比不上柳条的，因为竹木少汁液。按现代医学观点看，柳条的汁液具有收敛剂的作用，对炎症的消退有辅助作用；同时通过反复地咀嚼（熟嚼）以及汁液的刺激，可促进唾液的分泌（令涎液流出）。

然后是"刷",即把齿木一头嚼扁或敲扁后,露出絮状纤维,呈扫帚状,用以刷牙,这就是现代牙刷的雏形。再后是"刮舌",把齿木劈开,曲成弯月形状,刮除舌垢,以除去"牙中食在舌上腻存"。

另外还可起到牙签的作用,把齿木的一头弄细了来"剔"断牙。

最后是要"多水净漱",如果没漱干净,或者把"牙膏"(汁液)给吞了,结果就会适得其反(求清洁而返秽,冀去疾而招疴)。

我国早期的佛经中,齿木多翻译为杨枝。唐玄宗开元四年(716年)到长安的天竺僧人输波迦罗在汉译《苏婆呼童子请问经·卷上》中还干脆翻译成"柳木":

清净澡浴漱口,以柳木揩齿。

因为在中国,杨和柳是可以并用的,按李时珍《本草纲目》"柳"条下云:

杨枝硬而扬起,故谓之杨;柳枝弱而垂流,故谓之柳,盖一类二种也……则杨可称柳,柳亦可称杨,故今南人仍并称杨柳。

按宋红先生的考证,在我国,直到宋代,"齿木"才逐渐取代"杨枝"而成为较通行的译法。

由此可见,杨枝是齿木,而齿木并不单指杨枝,传入中国则多是柳枝的代称而已。为什么会出现这种以偏概全的情况呢?可能的解释是在我国杨柳枝可能是最常用作"齿木"的。

尽管杨柳枝的功用在佛典中说得非常明确,佛祖也曾三令五申,但在传入中土后却在民间发生变异,那就是将杨枝作为辟邪驱病的法宝,也算是中国特色。我们从流传至今的佛画或雕塑中所见到一手持净瓶、一手持杨枝的观世音形象,其形象所传达的当然不是观世音正准备刷牙漱口的意思。但那弯弯的"杨枝",大家都注意到了佛教画像上的这一细节没有——其实正是带叶的柳条!

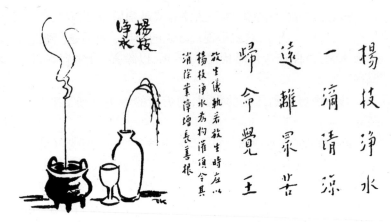

图3　丰子恺杨枝净水图

我国正式的医书中记录杨枝,首见于隋代巢元方大业六年(610年)所著的《诸病源候论》,在卷二十六的"解诸毒候"中,有"以水杨枝洗口齿"的记载。

从杨枝其实是柳木,正可以弥补上面"柳枝接骨"没有文献记述的链条断裂。因为文献中记录用杨木接骨,应当是"柳枝接骨"的另一种说法或者是故意的隐语!

清明插柳人难忘

柳枝、净水可祛病辟邪。这是否为佛教中"齿木"功用的异化?

耆域是印度第一位从海道来中国的梵僧。他用杨枝净水治病的故事充分显示了这种异化了的作用。

耆域者,天竺人也……晋惠之末(注:公元306年),至于洛阳……时衡阳太守南阳滕永文在洛,寄住满水寺,得病经年不瘥,两脚挛屈,不能起行。域往看之曰:君欲得病瘥不?因取净水一杯、杨柳一枝,便以杨枝拂水,举手向永文而而咒。如此者三,因以手搦永文两膝令起,即时起,行步如故。

——《高僧传》初集卷九

在我国古代民俗中,也有用柳枝净水辟邪的传统。

贾思勰在大约成书于北魏末年(533—534年)的《齐民要术·卷五》里说:

正月旦,取柳枝著户上,百鬼不入家。

因此,在民间柳枝也有"鬼怖木"、"鬼拍手"之说。插柳祛邪之俗,在宋以后渐趋流行,北宋释道诚所集《释氏要览》中有所记载:

比(北)人风俗,每至重午等毒节日,皆以盆盛水,内插柳枝,置之门前辟恶。

并且在形式上更丰富为在门前、床头插柳,头上戴柳,玩柳球等,至今在我国的许多地方仍有传袭。

清代杨韫华的《山圹棹歌》即是这一民俗的写照:

清明一霎又今朝,听得沿街卖柳条。相约比邻诸姐妹,一枝斜插绿云翘。

追溯我国清明插柳习俗的来源,大约有三种常见说法:

一是为了纪念"教民稼穑"的农事祖师神农氏的。

二是中国人将清明、七月半、十月朔看作是三大鬼节,受佛教的影响,观世音手持柳枝蘸水普度众生,许多人便认为柳条有驱鬼辟邪的作用。

三是为了纪念介子推,介子推为明志守节而焚身于大柳树下,让晋文公和群臣百姓痛心不已。第二年,晋文公亲率群臣爬上山来祭拜介子推时,发现当年被烧毁的那棵老柳树居然死而复生。晋文公当下便将老柳树赐名为"清明柳",并且当场折下几枝柳条戴在头上,以示怀念之情。从此以后,群臣百姓纷纷效仿,遂相沿成风。

三种说法,在老百姓中影响最大的可能是介子推"清明柳"的传说。后来更发展出与医药学相关的意义。据《燕京岁

23

时记》记载:"至清明,唐玄宗赐群臣柳圈各一,谓戴之可免虿毒。"应当说它的医药学意象更为普通百姓接受。

至于杨柳枝的功能"异化",在佛教和民间孰先孰后,似乎尚无断论。按《释氏要览》此风俗是出自《灌顶经》故事的说法,那么杨柳枝的异化在传入中土之前就发生了。也可能佛教中的杨柳枝正好契合了民间某些原有的做法,以致杨柳枝被想当然的异化了。还有的可能就是佛经东传后,柳枝净水被佛门弟子异化,以致在民间以讹传讹。

药食同源食柳芽

谚云:清明折柳,端午戴艾。我在十岁之前就知道这习俗。清明那天早上我吃柳叶摊饼。把带着露水的柳叶芽摘下,和面,倒在锅里,用锅铲摊平,做成薄饼,故乡人(注:江苏如皋)称此为摊饼,与北方平锅煎饼相仿……童年时与乡间草木为伍,各种滋味遍尝。

——朱千华《水流花开——南方草木札记》

作家朱千华是江苏如皋人。读作家的文章自然是一种享受。然而,就连初中学生怀念那柳芽摊饼,也同样让你过目不忘。请看2005年《希望报》初中版上,朱千华有一位小老乡,名字叫陈根生的小学生写的作文。

《非常经历:杨柳青青摊饼香》

我家乡过清明节,吃杨柳摊饼是一个不可或缺的节目。那摊饼是荞麦团摊的,看上去灰不溜秋,但吃起来特有味道。荞面中掺和的点点绿叶,吃在嘴里略有一点涩,但鼻子一嗅,一股清香扑面而来。

清明节前,上小学的我总是抢着下乡采柳叶。我们三五成群,踏着和沐的春风,田野上桃红柳绿尽收眼底。孩子的手是闲不住的,我们走一路,摘一路麦叶做麦叫,采一路柳叶做柳笛,比谁的麦叫叫起来激越,比谁的柳笛吹起来悠扬。清明节的乐趣,我们总是提前享受。

然而,更美妙的享受还在后面。清明节当天,吃母亲做的杨柳摊饼,如同读一首关于春天的诗。你看,母亲把荞麦面加水和成糊糊,然后把柳叶切碎,一把一把、星星点点地撒进去,嗬,顿时厨房里绿黄缤纷,这绿茵茵的开头多么诱人。

儿时,我会不问三七二十一卷起来就狼吞虎咽,现在不同了。我总是把摊饼搁在盘子里,一小片一小片夹起来慢慢品尝。真的,母亲做的杨柳摊饼面子柔韧,底子崩脆,绿意婆娑,清香袅袅,是北方煎饼不能同日而语的。那袅袅的清香啊,悄悄地渗进脑际,悠悠地掠过心头,使我渐渐地感到如山泉净心,浑身上下神清气爽,眼睛也分外明亮起来。我是不是已经进入了一种诗的意境。

母亲见我磨蹭,一个劲地催我趁热吃,说摊饼一凉就板了,说话间,一种幸福的笑意洋溢在脸上。母亲啊,儿子已经长大啦,长大了的儿子在兴味盎然地吮吸嫩柳叶散发的那股清香,在悠然地品尝着那阵新春特有的清新气息。此时,吃杨柳摊饼的主题不是别的,就是品尝春天啊!

难忘清明节!难忘那伴随着母亲春风般笑意的杨柳摊饼!

(江苏如皋中学初二陈根生,指导老师曹津源)

在我的老家山东,黄海之滨的乡村,却没有这样的吃法。用带着露珠儿做成的柳叶摊饼直让我流涎。继续目食来解馋,我对它知道的更多了些。

也许有人觉得荞麦面做出来的摊饼颜色发黑,所以柳叶摊饼也可以用小米面来做。当然在做面饼的糊中加入鸡蛋也可以,还有用牛奶来和面的,但那显然是后来改良的做法,如果怕它冲淡了柳芽儿的清香,还是不加的好。除了盐是不可少的,再加点儿什么其他的调味品也无不可。柳叶儿可以在搅面糊时调进去,也可以等面饼临熟之前出锅的时候洒上。用大圆底铁锅最好,面糊倒进去用铲子不停向上摊。看着它悠悠儿成型,慢慢儿变厚,变黄,便可以用铲子划成块,出锅。热腾腾的,绵软有嚼劲,带一股子柳叶的清香。

春天吃到柳芽儿,无法不使人全身焕发出勃勃的生发之气。

借柳寻名人名地

前面说过了清末名将左宗棠与左公柳,其实还有其他与柳有关的名人与名地。

大名鼎鼎的柳下惠,是春秋战国时期的鲁国人。非姓柳而居于柳下,柳下是他的食邑,而得"惠"之谥号。其实他姓展名获,字禽。人们往往言说柳下惠,而忘记了他真实的名字。

与柳相伴非俗人,五柳先生何处寻?

五柳先生不知道是什么地方的人,也不清楚他的姓名和表字。因为住宅旁边有五棵柳树,就用它做了自己的号。

先生不知何许人也,亦不详其姓字,宅边有五柳树,因以为号焉。闲静少言,不慕荣利。好读书,不求甚解;每有会意,便欣然忘食。性嗜酒,家贫不能常得。亲旧知其如此,或置酒而招之;造饮辄尽,期在必醉。既醉而退,曾不吝情去留。环堵萧然,不蔽风日;短褐穿结,箪瓢屡空,晏如也。常著文章自娱,颇示己志。忘怀得失,以此自终。

赞曰:黔娄之妻有言:"不戚戚于贫贱,不汲汲于富贵。"其言兹若人之俦乎?衔觞赋诗,以乐其志。无怀氏之民欤?葛天氏之民欤?

——晋·陶渊明《五柳先生传》

陶渊明(约365—427年),字元亮,一字渊明。自号五柳先生,晚年更名潜,卒后亲友私谥靖节。浔阳柴桑人(今九江市)人,东晋末期南朝宋初期诗人、辞赋家、散文家、田园诗人、隐逸诗人。

陶渊明是汉魏南北朝八百年间最杰出的诗人。所托言的五柳先生，实为作者的化身。从"榆柳阴后檐，桃李罗堂前"（《归园田居·其一》）的诗句可知陶宅边确实有柳树。

"不戚戚于贫贱，不汲汲于富贵"。与柳相伴，让人多一些率真自然，多一些超然绝俗。

因之，名人种下的柳树也就不再平凡。北宋欧阳修曾在扬州平山堂掘土植柳，人称欧公柳。明末清初的蒲松龄，临泉卜居，泉边栽柳，在树下设茶采风，从而成就了柳泉居士的《聊斋志异》。认为与杨柳有缘的现代画家丰子恺索性把居室取名为"小柳屋"。现代史学家陈寅恪由爱柳而将书房取名"寒柳堂"，其著述编为《寒柳堂集》。

"柳州柳刺史，种柳柳江边"。

柳州—柳树—柳宗元，柳伴宗元眠柳州，这由柳串起的联想让人思绪绵延。

唐朝柳宗元当年植柳于柳江边，身体力行带头搞城市绿化，数年后，柳州到处绿柳成荫，风光胜昔，佳话流传千古。柳树也因此成为人们缅怀先贤，寄托对柳宗元情思的寓情之物。

21世纪的春风，又吹绿了柳州人的心田。为了争创国家园林城市，提高园林景观，增加市区绿化面积，柳州市专门开展了一项"柳树工程"。仅2009年春天，这个城市的园林部门就将三万多株、八个品种的柳树遍植于市内公园和河岸边，以求为龙城营造出柳树绕堤、柳枝飘逸的城市景观。

"柳树工程"在柳江两岸原有绿化的基础上增种柳树，在柳江沿岸、柳宗元文化胜迹区以及其他水边广泛种植，从绿化的角度，将"柳州—柳树—柳宗元"作为系列文化元素有机串联，提高城市品位，同时与柳树、柳水互为衬托，相得益彰，整体增强柳宗元文化的吸引力。同时，在各公园、小游园及周边绿地、庭院小区种植，营造绿柳轻拂、桃红柳绿的城市景观，政府还大力宣传、倡导、鼓励市民在自家门前屋后栽种柳树。"柳树工程"种植的柳树品种也非单一,分别有花叶柳、金丝柳、馒头柳、旱柳、垂柳等众多的品种。

春日无人不说柳,何处柳景最引人?

如果一说到柳,人们就联想起"到柳州观柳",那么这"柳树工程"的功绩也就无须评价了。

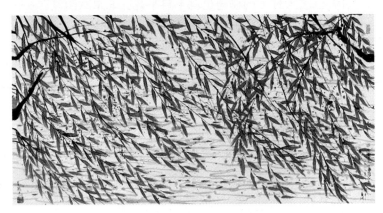

图4　吴冠中《柳荫观鱼》1986年作品

既恋故土,更爱山东。

古城济南,荷红柳绿。我个人最是深深地喜欢泉城的柳。

西湖景色,江南观柳,似乎已经无与伦比了,但这仍然无法抚去我对北方柳的眷恋。不只是欣赏柳的春韵,即便是秋柳的残照西风,也同样让人无法忘怀。

"青石板作纸,杨柳枝为毫,明湖水泼墨,秋柳诗成行。"

大明湖中亭阁园祠皆成景,历下亭、水心亭等颇负盛名。秋日来此可观"秋柳含烟"的景致。放眼大明湖畔,可见——

"杨柳千余株,披拂水际,叶始微黄,乍染秋色,若有摇落之态"。

漫步大明湖畔,观垂柳拂水柳叶染秋,思名士会集吟风咏月,怎不让人触景生情而怅然有感?

海右此亭古,济南名士多。

在济南,爱济南;离济南,忆济南。韵味济南,也胜江南。

后记:2009年12月,本文曾以《杨柳依依、药用渊源》为题在"中生杯"(颂扬新中国成立六十周年辉煌成就为主题)全国医药卫生系统文学艺术作品评选活动中荣获优秀奖。由卫生部新闻宣传中心、中华预防医学会、中国卫生思想政治工作促进会、中国医院协会、中国医师协会、中国生物技术集团公司、中国卫生摄影协会、健康报社联合表彰。

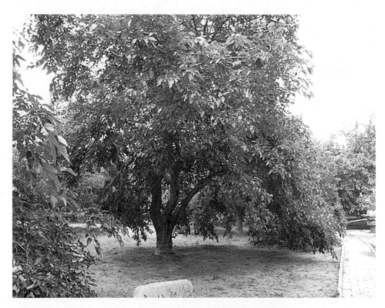

图 5 夏津黄河故道公园中的老桑树

沧桑巨变今话桑

桑之未落,其叶沃若。于嗟鸠兮,无食桑椹!

——《诗经·卫风·氓》节选

一年一度伐枝柯,万木丛中苦最多。为国为民皆是汝,却教桃李听笙歌。

——明·解缙《桑》

桑梓与沧桑的念想

"维桑与梓,必恭敬止"。

这是《诗经·小雅·小弁》中的记述。

桑和梓都是我国古代民宅附近种植最普遍的树木。上面的这句古语是说,见到桑和梓,容易引起对父母的怀念,后来,"桑梓"就成了故乡的代名词。在济南市郊,紧临黄河,就有一个叫桑梓店的乡镇,如此古朴的地名也让人产生许多的遐想。

晋代葛洪编撰的《神仙传·麻姑》记载:

"麻姑自说云,接侍以来,已见东海三为桑田。"

缘于此,后世以"沧海桑田"比喻世事变迁很大,简称"沧桑"。

由桑说到桑梓、沧桑,怀念父母,回顾历史,自然联想到感恩的话题。两代人之间,子女是要对父母多怀感恩之情的。吃到桑椹,念想父母亲。西方有母亲节(五月的第二个星期日)和父亲节(六月的第三个星期日),却也恰好在桑椹成熟的一前一后。

"南山有桑,北山有杨。"

31

这是《诗经·小雅》里先民的吟唱。多么像老人在对孩童说：杨和桑是你必须识得的树木，否则，你就是不食人间烟火了。文以教化，难道先民不正是通过歌唱来行教化之用，识物助知。

桑树全身都是宝

桑树是亚热带及温带植物，分布范围很广。

我国种植桑树的历史悠久，已有三千年的栽培史。桑喜温暖湿润气候，稍耐荫，耐旱，不耐涝，耐贫瘠，对土壤适应性强。

桑树具有重要的经济价值，《诗经》中即有"言采其桑"之句。其叶可饲蚕，其皮可造纸，果实可食用，桑叶、桑枝、桑果、根皮均可入药，因此桑树全身都是宝。

一直以来，桑树的作用主要是采叶养蚕，正如北宋张俞的"昨日入城市，归来泪满巾，遍身罗绮者，不是养蚕人"的诗句所传唱的。以采叶养蚕为目的桑林，较少结桑果或结果较小。全世界有三十多个国家栽桑养蚕，蚕茧产量以中国为最多，日本次之，再次为印度、俄罗斯等国。

相比而言，以食果为主的果桑的栽培一直不被重视。主要是因其不耐储运，无法大面积生产而受到冷落。但近年来，随着市场需求的变化，桑椹的价值日益显现，其利润可达桑叶的近十倍，由此引发了各地对名优果桑的培育热情。目前，我国已收集保存了近三千份桑树种质资源，并选育出了六十余个果用或叶果两用的桑树优良品种，主要分布于新疆、河北、云南、四川、山东、广东和北京等地。

"西域丝都"有和田

桑，从神木得名，雅俗兼备。据《说文解字》的解释：

"叒:音若,东方自然神木之名,其字象形。桑乃蚕所食,异于东方自然之神木,故加木于叒下而别之。"

没有桑树,何来桑蚕?

如果中国没有了丝绸,自然也就难以走出丝绸之路。所以有人说,伟大的丝绸之路,从某种意义上来说,它不是别的,正是桑树的一次植物学延伸。

让我们遥望一株桑树站立在丝绸之路上的身影。

一而十,十而百,百而千,千而万……

有了一株,就会有十株、百株、上千株,它们站在那儿,延伸了时光,冲破了丝绸之路的荒凉、断裂和失落,静观那由中而外、由外而内的来来往往,伴随着沧海桑田的世事变幻。

植桑也成就了丝绸之路上的西域丝都——新疆和田。据考古表明,和田种桑养蚕已有1700多年的历史。在新疆民丰县尼雅废墟中,有保存完好的汉末晋初的桑田遗址和枯死的桑树,并发现多个时期的蚕茧。

西域的蚕桑来自东土。

《大唐西域记》记载有这样的传说:

于阗国(今和田)本无蚕桑,为取得蚕桑种子,国王想尽了办法,无奈东国边防甚严,不让蚕桑种子流出。聪明的国王向东国求婚,并让迎亲的使者告诉公主,请自带蚕桑种子,以便日后为她做衣裳。公主闻其言,"密求其种,以桑虫之子,置帽絮中。既至关防,主者遍索,唯王女帽不敢以验,遂入瞿萨旦那国(于阗国)。"

1900年,斯坦因在丹丹乌里克遗址发现的一块木版画,据称就是这位东国的蚕桑公主的画像。宛若一位雍容华贵的菩萨。

去西域的玄奘看到的于阗国"桑树连荫",于阗人"好学典艺,博达技能,工纺绩絁䌷。"唐代之后,西域向中原王朝进贡的"胡锦"、"西锦"等丝织品大多产自和田。和田蚕桑声名远播,连 10 世纪的波斯文献《世界镜域志》对此也有记载。

蚕桑业自公元 3 世纪从东土传入西域,4 世纪传到中亚、西亚,6 世纪后传到希腊、意大利和地中海地区。

当然,中国丝绸的西传比起蚕桑落户西域来,则要早上好几个世纪。英国人彼得·霍普科克在《丝绸路上的外国魔鬼》一书中说,罗马人第一次见到中国丝绸是在公元前 53 年。当时,罗马军团与帕提亚王国(安息国)军队进行著名的卡雷之战,看见帕提亚人手中拿着中国丝绸制成的军旗。丝绸出产于桑,桑林由是成为殷商人的"金枝"——社树。殷商之际流行桑林祭祀,许多重大的祭祀活动在桑林进行。

在很长一段历史时期内,位于丝绸之路南道上的古于阗国是西域重要的丝绸产品的中转集散地。大批的丝绸经这里,运往中亚、西亚和地中海沿岸国家。和田绿洲"土宜五谷并桑麻"。后来,在得到桑蚕种子之后,发展了本土的蚕桑业和丝绸业,使于阗成为了当之无愧的"西域丝都"。

"失之东隅,收之桑榆。"

这是与常见植物桑、榆有关的一句成语。最早的出处见于《后汉书·冯异传》。

"东隅"即东方,为日出之处,借指早晨。"桑榆"指的是日落时所照之处,因为日落时太阳的余晖照在桑榆树梢上,借指傍晚。这个成语常被用来比喻这个时候失败了,却能在另一个时候得到补偿——先虽有所失,后当有所得。它是有深刻的哲学寓意的,即矛盾的普遍性原理。哲学不诡辩,它可用来劝诫人。

我国的植桑养蚕技术从东到西的历史传播过程,从这一视角上,不正好也是助人思悟这一成语的源出吗?

植桑利多宜推广

丝绸之用,种植桑树以饲蚕为主。现在比较重视种植果

桑,以食果为其主用。种植果桑可获利,农民兄弟总结了好多条种植果桑树的理由:

一、桑椹果成熟期早,采收期 20~30 天,填补了 5 月下旬到 6 月上旬时令水果的市场淡季;

二、桑椹果富含葡萄糖、果糖、维生素、胡萝卜素、氨基酸等,营养丰富;

三、桑椹果发育期短,产量大,无大小年现象,丰产稳定;

四、桑椹果除鲜食外,还可加工成饮料、口服液、桑椹酒、桑椹干等滋补品,市场广阔;

五、桑椹除果实外的其他部位也有应用价值,可以综合利用;

六、果桑树对温度的适应性强,比较抗旱,对土壤要求不高,适合北方种植。

以上还主要是从食用桑椹果方面来考虑的。历史上这可不是最为关注的地方,植桑从来都是有多种用途的。

中国是世界上最早养蚕缫丝织绸的国家,可追溯到五千年前。

据文献记载,我国在新石器时代出现了人工养蚕,在商周时期把蚕丝织成了丝绸,后来丝绸及生产技术渐渐传到了国外。

丝绸起源的确切原因是什么?有专家提出了"丝绸起源于古人对蚕桑崇拜"的说法:

先民们对蚕化蛹为蛾的过程充满好奇,于是死后用丝绸把自己裹起来,希望像蚕一样飞升上天,获得生命的永恒。于是,蚕成了通天的引路神。"正是这种希求天人合一的独特文化背景,让先民们开始驯化野蚕、纺织丝绸。"除了用于包裹身体外,丝绸也用于战争。古籍记载,两国停战时,用丝绸把约定告诉上天,这就是常说的"化干戈为玉帛"。

丝绸起始于烟雨江南。当然江南最应当是中国植桑的中心。

种桑养蚕有其利,所以,它的传播可以促进经济利益的获取。

"西域丝都"我们说过了,于阗国王想尽办法"窃取"了蚕桑种子是其发展之始。而清朝时左宗棠将军对此地的种桑养蚕业的促进也是功不可没的。在他的大力推动下,和田从东南各省运来数十万株桑苗,并从浙江湖州招募了六十名蚕务技工,传授江南地区栽桑、养蚕、缫丝、织绸的先进技术。终于使和田蚕丝出口到印度和中亚国家。

对于清朝和田蚕桑业发展所达到的鼎盛,清末洛浦县主簿杨丕灼在一首词中写道:

蚕事正忙忙,匝地采桑,家家供奉马头。阡陌纷纷红日上,士女提筐。

零露尚,嫩芽初长。晓风摇,漾晴光,点缀新装。

为官一任,造福一方。清朝就有位太守,为了让湖北襄阳的山民"脱贫致富",苦口婆心地劝说当地人种桑养蚕。

周凯(字仲礼)是浙江富阳人,嘉庆十六年(1811年)进士。他于清代道光二年(1822年)出任襄阳太守。任职期间,他常赴乡村视察,发现襄郡地多贫瘠,而郡中妇女不知蚕桑耕织之事者居多,一遇凶荒饥馑之岁,则无以维生,"辄思改醮",背井离乡,致使社会不得安宁。

周凯认为:"妇人有以自养,乃能自存。"从来居住胜于流离。可惜树木之计,人民不知其利。于是周凯从湖北远安购回桑苗八百余株,种于万山之下,大堤之上,以此示范指导襄民种桑,同时并撰文《劝襄民种桑说》三篇,备述种桑养蚕之利。其文简约意深,简明易懂,时至今日,佳文相传。

《劝襄民种桑说》的主要内容有:其一,坐失种桑之利,乃为人民生活贫困之根源;其二,力排异说,极言襄阳宜于种桑;其三,种桑关系着襄民安居乐业。周凯这种念切民瘼的精神,非常难能可贵。即使为今日山区人民脱贫致富,发挥山区优势,因地制宜地开展多种经营,也是有一定的启发和借鉴作用的。

春夏之交桑椹熟

在二十四节气中,过了小满就是芒种。时值阳历的四五月份,正是春夏之交。

农谚说:小满桑椹黑,芒种割小麦。麦子齐腰的时节,诱人的桑椹上市了。清朝叶申芗《阮郎归·桑椹》诗说:

"南风送暖麦齐腰,桑畴椹正饶。"

桑椹是桑的果穗,这属于植物学上的聚合果,圆筒形。桑椹是可以药用的,又称桑椹子,古称桑实。

桑椹是由许多小核果聚集而成。若从桑椹果上粗分,食用桑椹可分成三大类:成熟后颜色呈紫红色的,称为红桑或紫桑,较甜;白色或浅红色的,果大汁多,称为白桑;成熟后呈暗红色的,称为黑桑。

一般红桑较早成熟,其次是白桑,最晚是黑桑。目前以新疆所产桑椹品种多,产地广。

桑椹的收获期长达一个月左右,这也就意味着人们有一个多月的时间可以享受它的鲜果。

桑树全身都是宝,除了果可食,叶、枝、果、根皮均可入药,还有叶可饲蚕,树皮可造纸。《三国演义》中,诸葛亮自表后主刘禅说:"成都有桑八百株,薄田十五顷,子孙衣食,悉抑于家,自有余饶。"看得出,其拥有的桑树作为他的家财,可供子孙衣食之用。

桑椹入药最有用。这始载于唐朝政府颁布的药典《新修本草》,列为中品,附在"桑根白皮"(即桑白皮)项下论述。桑椹药材有紫色、白色品种,也有黑桑,以紫色者为药材主流。味甘、酸,性微寒,归心、肝、肾经,功能养肝益肾、滋阴补血、润肠。用于眩晕耳鸣,心悸失眠,须发早白,津伤口渴,内热消渴,血虚便秘。

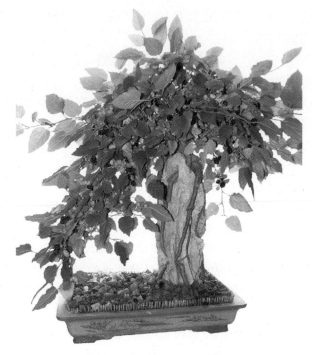

图 6 果实累累的桑树盆景

《新修本草》记载有桑椹"单食,主消渴",所以桑椹虽然含糖分高,但对阴虚内热型糖尿病病人颇为有益。从药理作用的角度来考查,桑椹果有增强免疫、激发淋巴细胞转化的作用。

桑椹滋阴有单方

读一读《诗经》中古老的山东人对桑椹的颂歌吧,这让我们再一次感恩。

"翩彼飞鸮,集于泮林,食我桑椹,怀我好音。"

——《诗经·鲁颂·泮水》

飞鸮指的是猫头鹰,古人认为它是恶鸟,叫声很不吉利。这段诗句意思是,猫头鹰吃了桑椹后,声音都变得柔和好听了。后来人们就以"食椹"喻人感于恩而变善。

桑椹营养丰富,鲜美可口,是一种药食两用的抗衰老的佳果。通过测定抗氧化活性,对三十种常见水果进行抗衰老作用排行,结果桑椹在三十种水果中列第五位,仅次于山楂、冬枣、番石榴、猕猴桃,而远胜于苹果、香蕉、杏、梨、西瓜等。

桑椹干品颇似葡萄干,煮粥为胜。桑椹粥、桑椹红枣羹有很好的补益作用。

对于药用最早的记载重桑白皮而轻桑椹,清朝张璐《本经逢原》对此有所论述:

《本经》桑根白皮所主,皆言桑椹之功,而宗奭云《本经》言桑甚详,独遗其椹。即濒湖之博识,尚不加察,但以其功误列根皮之下,所以世鲜采用,惟万寿酒用之。

万寿酒方不详,但以之浸酒却是可推测的,如酿制果酒,当以发挥其滋补肝肾的功效为主。古代文献,在明朝《普济方》中有先煮楮皮和桑椹,再以糯米酿制的药酒,专治水肿,惜无方名。桑椹单方食用为主,用药方便,更是体现了其药食两用的特点,举例如下。

其一,治瘰疬结核。文武膏:用文武实(即桑椹子)二斗,黑熟者,以布取汁,银、石器熬成薄膏,每白汤调服一匙,日三服。出自《素问病机气宜保命集》。

其二,治阴证腹痛:桑椹绢包风干,过伏天,为末。每服三钱,热酒下,取汗。出自李时珍《濒湖集简方》。

其三,治心肾衰弱不寐,或习惯性便秘:鲜桑椹一至二两。水适量煎服。出自《闽南民间草药》。

看得出,桑椹治病的简约单方,连李时珍都颇为重视。明朝名医缪希雍《神农本草经疏》对桑椹药性的认识也很深刻。自然之物,秉承自然之道,精华所在,而能补血、生津、益阴、除热等。

桑椹者，桑之精华所结也。其味甘，其气寒，其色初丹后紫，味厚于气。合而论之，甘寒益血而除热，其为凉血补血益阴之药无疑矣。消渴由于内热津液不足，生津故止渴。五脏皆属阴，益阴故利五脏。阴不足则关节之血气不通，血生津满，阴气长盛，则不饥而血气自通矣。热退阴生则肝心无火，故魂安而神自清宁，神清则聪明内发，阴复则变白不老。甘寒除热，故解中酒毒。性寒而下行利水，故利水气而消肿。皆自然之道也。

比治病更大的功劳在于桑椹疗饥救命。历史上桑椹救荒，功莫大焉。李时珍在《本草纲目》中记载并加以强调：

"史言魏武帝军乏食，得干椹以济饥。金末大荒，民皆食椹，获治者不可胜计。则椹之干湿皆可救荒，平时不可不收采也。"

方便莫过于地产。济南近郊所产的，有黑桑椹也有白桑椹，要吃个新鲜，莫忘了应时到市场上去寻。也见有个大的紫桑椹，更珍贵一些，价钱要比别的品种高。吃着甜美的新鲜桑椹，让人由衷地赞美桑树对人类的巨大贡献！

田中采桑的插曲

桑树全身是宝，收拾无弃物。

桑树的叶子叫桑叶，这无须说。桑叶是蚕的"粮食"。春夏之季，桑叶用作养蚕饲料，也是常识。这正如诗人所说的：

"枣花至小能成实，桑叶虽柔解吐丝。"

那采桑大概算得上是最美的劳动场景了吧。

"提笼行采桑"，"纤手折其枝"。这哪里是劳作，谁敢说这场景不是在田野这个天地大舞台上，上演的一场极美妙愉悦的原生态的生活剧。

也难怪《诗经·豳风·七月》里有那么美妙的诗句，述说的正是妇女们的采桑劳动。

"春日载阳，有鸣仓庚。女执懿筐，遵彼微行，爰求采桑。"

春天来了,太阳晒的暖洋洋的,黄莺儿(仓庚又名黄莺或黄鹂)欢快地歌唱着。妇女们挎着深筐子,沿着桑间的小路,身影摇晃,去采摘饲蚕用的嫩桑叶。

当然,后面还有转折的情景——

"春日迟迟,采蘩(fán)祁祁。女心伤悲,殆及公子同归。"

因为春天白昼长,妇女们辛勤地工作了很久,硕果累累,采了很多的桑叶。可是,妇女们突然悲伤起来了,因为她们看见贵族公子正朝这边走来,害怕被掳去而遭受凌辱。

还真有一个对妇女蛮横的小插曲就发生在采桑叶的时候,让我们用电影的镜头来回放一下:

江南吴县乡间,桑林中有一位甜美的少妇在采桑叶。

只有独自一人,为了排遣劳动的郁闷,她也许会哼上几句小曲:

巧儿我采桑叶来养蚕,蚕做茧儿把自己缠……

啊呸,电影此处出现穿帮!少妇心中有事哼上几句小曲有可能是真的,但这是在清朝时候,还没有刘巧儿什么事呢。

桑林边的乡间小路上,走来一顶双抬小轿,上面坐着一位穿长袍的先生,他闲看着乡间的美景,目光也扫过了采桑的少妇。

略有思索,轿上的先生吩咐轿夫,停下轿子,轻声指着其中的一位轿夫让他去做一件什么事儿。

虎背熊腰的年轻轿夫进入了桑田,静悄悄地从背后接近了采桑少妇。

突然间,轿夫一下子上去搂抱住了少妇。少妇不明就里,惊吓之余,气愤异常,转身挣脱并张口大骂。

这里,周围的村民围了上来,不远处少妇的丈夫也赶来了。

正在闹哄哄的时节,只见那位先生从稳坐的轿子上迈步上前,过来劝解。

"是叶先生啊!"乡民们识得这位先生,"您快过来给评评理吧。"

原来这位先生不是别人，他是江南闻名遐迩的名医叶天士。

叶天士对少妇的丈夫和众人们说，我看这位妇人的气色，已经生了痘疹，发在皮膜之间，但郁闭在内难以透发，危在旦夕。所以我设法让轿夫激怒她，发泄其郁火。经过这么一激，这位妇人的痘疹今天晚上就会透发出来，才可无忧。各位如若不信，明天就拿叶某问罪好了。

众人虽是将信将疑地离开，但对结果却充满了期待。

果然，少妇回家，晚上出汗后，发出了一身的痘疹，很快就康复了。

叶天士的名声之大，老百姓可是称赞他是"天医星"的。上面的故事流传很广，讲得人很多。问：少女采鲜桑叶是在春夏之时，还是在秋冬之季？还用问吗，发痘之时，当然是春夏之季了。还好，电影没有穿帮成少妇冬至采桑叶。

冬至采桑叶？对！其实，采桑叶除了春夏采来可饲蚕，更有十分重要的"冬至采桑"。

确实，到了冬季采经霜冻后的桑叶供药用，这不见得是人人尽知的常识了。桑叶入药往往被称为"冬桑叶"或"霜桑叶"。

四川新都人说，"冬至采桑"，可是我们这儿流传很久的一种民间风俗。其究竟始于何时，似乎无人考证或者无证可考。但这一民俗能够成为人们的常习和乐趣，绝非一朝一夕所能形成。自然，这时采的"桑"是桑叶的简称，而且大家也都知道它肯定不再用于饲蚕了。

冬至采桑叶经霜

采摘"冬桑叶"是四川新都人的习惯，但并非一到冬天就采，通常要等到农历冬至节这天才集中采摘。

过去每到冬至时，无论阴晴还是刮风下雨，新都境内到处可见手提竹篮、肩扛长竿的采桑人，他们有的沿着乡间小道走沟边上坟山,有的则进私宅上衙署,总之哪里有桑树,哪里便有采桑人。若遇高大的桑树,采桑人便用长竹竿采叶,孩子们则爬上树,骑在树枝上摘叶,每当此时到处可闻笑语欢声。人们把采来的"冬桑叶"拿回家后,用篾条或麻线穿好挂在屋檐下,任凭风吹霜冻太阳晒。到第二年,越冬的桑叶居然色质、性味不变,正好是当年夏天防暑降温的必备之物。

冬至所采的桑叶,是养蚕季节之后,又经过几个月生长的桑叶。早年新都民间家家户户都备有"冬桑叶",用起来十分方便。要是家人生病,只要处方上写有"冬桑叶为引",便可随手拈来不求于人。在炎炎盛夏,每当烈日当空、暑气熏蒸之时,下田薅秧、打谷的乡民便熬上一锅加有冬桑叶的红白茶,劳作当中随时饮用,既解渴止汗,又防暑降温。

"冬至采桑"。选择"冬至"这天来采摘"冬桑叶",更是有一定的科学依据。春生、夏长、秋收、冬藏,此大自然之规律。因"冬至"是四时中阴气极盛的时候,所以"冬至"采到的桑叶气厚、味重、效力强,对清热解暑自然最具功效。入药用的桑叶,即使不是在冬至日采,至少也要经霜后才行,所以中医处方中用名通常也写作"霜桑叶"。

成都平原是古蜀国的领地,自蜀王蚕丛氏教民种桑养蚕以来,成都平原无论山丘或平地都广种桑树以饲蚕,从而发展了蜀国的经济,为推动中原地区种桑养蚕的农事起了积极作用。新都处于古蜀国的腹心地带,种桑当然是十分普遍的事。直到20世纪50年代,新都境内无论沟边、河边、坟园、田埂及住宅周围,到处都种有桑树。

《三国演义》第84回"孔明巧布八阵图",其中有一处遗迹就在新都弥牟镇(现属青白江区),此处之八阵为当头阵法。弥牟镇八阵图因在蜀道旁,称旱八阵。另有永安宫八阵图在长江边,即《三国演义》所述,东吴大将陆逊困于石阵,无路可出之鱼腹浦,称水八阵。

抛开八阵图，我们说诸葛亮也是极重视桑树的经济价值的。诸葛亮自表后主刘禅说："成都有桑八百株，薄田十五顷，子孙衣食，悉抑于家，自有余饶。"他拥有桑树作为自己的家财，以供身后子孙衣食之用。但如果不是早有其心，恐怕也不能享受其成的。

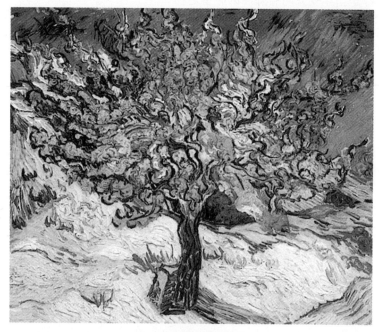

图7　凡高油画《桑树》

桑叶止汗由来久

药用桑叶为桑的干燥老叶。全国大部分地区多有生产，尤以长江中下游及四川盆地桑区为多。桑叶味苦、甘，性寒。归肺、肝经。功效疏散风热、清肺润燥、清肝明目。临床上习惯认为经霜者质佳，称"霜桑叶"或"冬桑叶"，饮片名称桑叶、蜜炙桑叶。

《夷坚志》中有这样一则故事：

杭州古时有一严州山寺，那儿住有一游方僧人，形体瘦弱，饮食很少，只要晚上一入睡就遍身汗出，到第二天早上衣服全都湿透了。这种情况已经二十年了，却无药能治。监寺僧告诉了他一种绝妙的验方，这位僧人只试用了三天，老毛病就被治好了。那方法简单的不得了：只不过单用一味鲜桑叶，乘露水采摘后，焙干为末，每日用两钱煮粥，空腹服用。

严州山寺有旦过僧，形体羸瘦，饮食甚少，夜卧遍身出汗，迨旦衾衣皆湿透。如此二十年，无复可疗，惟待待毙耳。监寺僧曰："吾有药绝验，为汝治之。"三日，宿疾顿愈。遂并以方授之，乃桑叶一味，乘露采摘，烘焙干为末，二钱空腹温米饮调。或值桑落用干者，但力不及新耳。按《本草》亦载桑叶止汗，其说可证。

——宋·洪迈《夷坚志·再补》

桑叶治汗出，由来已久。但又因为误读，而在一段时期不被人熟悉，这成为桑叶的一个特殊功效。

秦汉时期的《神农本草经》中将桑叶列为中品，附于桑白皮项下，并记载有"（桑）叶主除寒热出汗。"

由于古代文献不加标点，所以历史上有人误认为桑叶能发汗，即理解为"除寒热，出汗"，这在高等中医药院校规划教材《中药学》上也曾如此注引过。对此混淆之处，历史上专门有人予以澄清过，如清·张志聪《本草崇原》中说：《本经》盖谓桑叶主治能除寒热，并除出汗也"。清·陈士铎《辨证奇闻》也有"桑叶……引经止汗。"

被称为金元四大家之一的名医朱震亨（丹溪翁）在《丹溪心法》一书中记载："经霜桑叶研末，米饮服，止盗汗。"中医所谓的盗汗，是指入睡后不自觉的出汗，醒后即停止。《本草纲目》中有附方："经霜桑叶，除寒热盗汗，末服。"《得配本草》也记载，桑叶

"甘,寒。入手足阳明经。清西方之燥,泻东方之实。去风热,利关节,疏肝,止汗。"可见,单用桑叶研末服用,可治出汗。

明末清初的名医傅青主,很擅长用桑叶止汗,他拟定的有止汗神丹、遏汗丸、止汗定神丹等几个药方,都选用桑叶为主药,并称赞桑叶为"收汗之妙品"。其他医学文献如《本草撮要》也有:"以之代茶,取经霜者,常服治盗汗。"

上海著名中医颜德馨教授,根据《医学入门》中"思虑过度,以致……有汗出者……青霜第二番叶,带霜采阴干,或焙为末,米饮调服"的记载,临床进行了验证:治疗一盗汗两年余的60岁老妇,别无所苦,饮食如常,惟觉精神疲惫,用霜桑叶研末,米饮调服9克,早晚各服用一次,结果半月而愈,终未复发。该老妇在用桑叶治疗之前,曾始用益气固表,后改滋阴降火等法治疗均无效。原以为久治不愈的"顽疾",仅桑叶一味竟收全功。对桑叶止汗,颜老还说:"先师秦伯未先生,亦喜用此味治头面出汗(俗称蒸笼头),确有渊源。"著名中医路志正在治疗盗汗、自汗时也常单用桑叶,多用9~15克水煎服,或6~9克研末服。

《陕西中医函授》1984年第2期曾报道用桑叶治疗小儿头汗的验案,取效迅速:

王家的一位2岁3个月的男孩,两个月来睡觉时头汗出,热气蒸腾,睡醒后则渐止。平时此儿活动、饮食均好,无其他异常。小儿的这种现象老百姓俗称为"蒸笼头"。治宜采用辛凉法,药用炙桑叶(取大米汤汁与桑叶同炒,汤汁收干即可)15克,水煎服,早晚各一次,两日内服完。一剂而治愈。

返回来再说宋朝洪迈《夷坚志》中桑叶止汗的那则医案。这则医案后被明朝江瓘收录到《名医类案》之中。再后来,又被清朝汪昂《本草备要》收载,并重复了桑叶止汗的记述,以纠正人们对桑叶"发汗"的错误认识。

桑叶清热抗流感

治疗感冒咳嗽时常用到桑叶,如治风热感冒的常用方桑菊饮中,用桑叶与菊花、连翘、薄荷、杏仁配伍使用。对于燥热伤肺,咳嗽咽干之症,可用桑叶与杏仁、麦冬、石膏等配伍,组方如清燥救肺汤。在用于治疗高血压时,桑叶也是常用之品:对于肝阳上亢型高血压,头昏目眩,可与菊花、钩藤等配伍;而对于肝肾不足型,目视昏花,或肢体麻木,可用桑叶与黑芝麻等分,制作成蜜丸,即为成方桑麻丸,该药常服能强筋骨,乌须发,悦颜色,对老年高血压患者头晕耳鸣、肢体麻木有很好的疗效。

桑叶用于治疗糖尿病、下肢象皮肿也取得了一定的疗效。对老年更年期综合征烘热汗出,用桑叶研末,空腹米汤送服,疗效颇佳。

2009 年,一场甲型 H1N1 流感春季从墨西哥始发,并最终席卷了全球。在对抗这次甲型流感的过程中,中医药在预防和治疗中所发挥的重要作用令全球瞩目。辨证论治原则指导下的中药复方用药,成为对抗甲型流感的独特优势。

好了伤疤容易忘了痛,人们是不能过快遗忘的。就将其中的一则含桑叶方剂来一个"雁过留声"。

卫生部《甲型 H1N1 流感诊疗方案(2009 年第三版)》(2009 年 10 月 12 日发布)中,针对甲型 H1N1 轻症"风热犯卫"证的辨证治疗方案如下:

主症:发病初期,发热或未发热,咽红不适,轻咳少痰,无汗。

舌脉:舌质红,苔薄或薄腻,脉浮数。

治法:疏风清热。

基本方药:金银花 15 克,连翘 15 克,桑叶 10 克,杭菊花 10 克,桔梗 10 克,牛蒡子 15 克,淡竹叶 6 克,芦根 30 克,薄荷(后下)3 克,生甘草 3 克。

煎服法:水煎服,每剂水煎 400 毫升,每次口服 200 毫升,每日 2 次;必要时可日服 2 剂,每 6 小时口服 1 次,每次 200 毫升。

加减:苔厚腻加广藿香、佩兰;咳嗽重加杏仁、枇杷叶;腹泻加川黄连、广木香;咽痛重加锦灯笼。

除中药汤剂以外,桑菊感冒类中成药也成为此证型的适用中成药。

明目亦可用桑叶

桑叶用于明目,可内服可外洗。桑叶与菊花、决明子等同用,内服治风热目赤涩痛。单用桑叶煎汤外洗,可治风眼泪下。

用桑叶洗目,有得一说。

古代有用热水外洗以明目的方法,颇得读书人沿用。那大名鼎鼎的苏东坡就很推崇这一方法,并把自己的实践记录了下来。

予自十八岁,因夜书小字,病目楚痛,凡三十年,用此医法,遂永瘥。枢密邵兴宗,目昏,用此法逾年后,遂能灯下观细字。大率血得温则荣,目全要血养。若冲风冒冷,归即沃之,极有益于目。

——《苏沈良方》卷七"治诸目疾"

中医说"肝受血则能视","血得热则行"。热水沃目,温养活血,对保持好视力有效。后来,这种简便的方法发展到不独用温水,而是加用了有明目功用的桑叶。这在明清医药典籍中多有医案传世。

(治)青盲洗法:昔武胜军宋仲孚患此(青盲,即青光眼)二十年,用此法,二年目明如故。新采青桑叶阴干,逐月按日就地上烧存性。每以一合,于瓷器内煎减二分,倾出澄清,温热洗目,至百度,屡试有验。正月初八,二月初八,三月初六,四月初四,五月初五,六月初二,七月初七,八月二十,九月十二,十月十七,十一月初二,十二月三十。《普济方》

（治）风眼下泪：腊月不落桑叶煎汤，日日温洗。或入芒硝。《濒湖集简方》

——明·李时珍《本草纲目·木部》三十六卷

一老人年八十四，夜能细书。询之，云：得一奇方，每年九月二十三日，桑叶洗目一次，永绝昏暗（宜五月五日、六月六日、立冬日采者佳）。

——清·魏之琇《续名医类案》卷十七

对沙眼目赤目痒，可先将桑叶煎汤去渣，再加入芒硝溶化，趁热熏洗。

清代梁章钜（1775—1849年）用此方治目肿，亦得效验。于是记录在《浪迹丛谈》卷八中，赞誉为洗眼仙方：

"皮硝桑叶汤：余偶患目肿，童石塘郡丞濂见之曰：'何不用药水洗？'余曰：'我每日早起，必用洗面盆中热水泼眼至一二百下。又常用桑叶煎汤洗之，仍有此患何也？'石塘曰：'桑叶水须加皮硝，一同浓煎洗之，方有效。'如法果愈。因忆余向来洗眼方中，独少皮硝一味，适阅《良方集录》中，乃知皮硝（六钱，洗净）、桑白皮（二两，洗净，生者更佳）二味本系洗眼仙方。"

桑叶明目的功用被清宫御医多次运用，为晚年的慈禧太后（1835—1908年）治疗眼疾，剂型有小蜜丸、有膏滋，而且内服外用（洗）并举。用桑叶之时，多配菊花同用，清宫档案有明确记载，可参见《慈禧光绪医方选议》。

"光绪三十一年七月二十七日，张仲元谨拟：老佛爷明目延龄丸。霜桑叶二钱，菊花二钱。共研极细面，炼蜜为丸，如绿豆大，每服二钱，白开水送服。"

慈禧明目方药仅两味，清热散风、平肝明目。为了方便服用，御医制有同名同方的药丸与膏滋，令慈禧交替服用。同年（光绪三十一年）八月初七日，另一御医姚宝生仍沿用上方，但加用了羚羊角、生地黄等药，制成加味明目延龄丸。慈禧有时又单用桑叶，或加用菊花，水煎后洗目。内服外用并举，长期使用。

人食其叶用处多

如果说起曾经有过的"主要是为了节省粮食"的采食嫩桑叶,未免会引起一些伤感,但忘记过去也就意味着背叛。

若因此来下结论说人吃桑叶没有推广价值,更没必要留恋的话,是不尽然的。

桑叶可做菜,也可做饭。过去做菜,一般是熬桑叶,加些土豆片或土豆丝为好。桑叶做饭做粥,一般是嫩叶蒸后晾干,贮存待用,和干榆子的吃法相似。有的用桑叶烙饼,把干桑叶揉碎掺在玉米面里和好烙饼。为了充饥的目的是无法用好吃的标准来苛求的。

桑椹自不必说,连桑叶也是被国家卫生部正式列入"既是食品又是药品"的药食两用品种之一。

桑叶中食用纤维含量达 14.5%,超过蔬菜和水果,在食品工业中有广泛的开发利用价值,可开发为普通食品、保健食品、饮料、调味料等,已开发有桑茶、桑叶面、桑豆腐、桑叶饼干、桑豆粉(奶粉)、桑叶酒、桑叶火腿肠、桑叶醋、桑叶酱等。

桑茶在日本被誉为长寿茶,日本古书《吃茶养生记》记载桑叶有改善"饮水病"即糖尿病的作用。桑茶的生产工艺与普通茶类似,需经采桑、洗晾、切叶、杀青、揉搓、解块、烘干、制香等工序;桑茶营养丰富,含有人体生长发育所必需的蛋白质、碳水化合物、脂肪、维生素等,且易于吸收。

将桑叶与中药组配的尚有桑菊香豉茶、桑叶枇杷茶、霜桑叶茶、蜜桑叶茶等 10 多种。

将新鲜桑叶在低温低压下制成桑叶粉,调加 30% 小麦粉,可烤制出风味煎饼、面包。将桑叶风干搓细,用酒精浸提,再经过浓缩、碱化、铜代等一系列处理,得到色彩鲜明的叶绿素,可广泛用于化妆品、食品的着色等。

在生活温饱达到近乎小康的水平之后,再用桑叶来做菜,也会成为很好吃的选择。有一款"鲜桑叶炖猪腱",就是由南方人首先付诸实践的桑叶美食。

材料:鲜桑叶 5 克,猪腱肉 60 克,蜜枣半粒,姜 1 片。

做法:清洗猪腱肉,切成大片。用水冲洗一下鲜桑叶,然后把所有材料放入炖盅内,猛火炖两三小时,饮用时再加入食盐调味。

看到这样的搭配,颇令人有耳目一新的感觉。对此点"赞"的人有体验:桑叶炖过以后,鲜嫩颜色还可以保留下来,吃起来鲜甜可口,留在汤里的清香,是春天树木抽芽的新鲜味道。

桑白皮——历史上的手术线

桑的根皮入药名桑白皮,是桑树身上最早被记录入药的。在《神农本草经》中始载时,大名"桑根白皮",列为中品。性味甘、寒,归肺经,功能泻肺平喘、利水消肿。用于肺热咳嗽等,以及水肿(如中医之风水、皮水);还可止血清肝,治衄血、咯血及肝火偏旺之高血压。它也有不同的炮制品:泻肺利水、平肝清火宜生用,肺虚咳嗽宜蜜炙用。

在普通人的印象中,似乎外科手术总是中医的弱项,历史上的情况真的是这样吗?难道远溯华佗那刮骨疗毒的盛名也都是不可信的吗?其实从文献记载中看,实际情况并不是这样的,历史地看待中医学的发展,中医外科的成绩也毫不逊色。

历史上有桑白皮作手术缝线用于外科腹部手术的记载,其实最早见于唐朝时的记述。见《本草纲目·木部》所引:

〔(苏)颂曰〕桑白皮作线缝金疮肠出,更以热鸡血涂之。唐安金藏剖腹,用此法而愈。

无独有偶,笔者又在宋代的文献中见到了用桑白皮缝合伤口的记录:

治刀刃伤。锻石不以多少,端午日午时取百草捣汁,滤过,和作饼子,入韭菜汁尤妙,阴干。遇有伤,即以末糁之。如肠溃出,桑白皮线缝合罨之,帛系。吴内翰父少保守南雄州,有刀伤人肠溃者,以此药治之,全二人之命。一方只用韭汁和石灰,亦端午日合。

——宋·王璆《是斋百一选方》

在引起足够注意的情况下,我又在元朝的资料中再次看到以桑白皮为手术线。那次手术的记载更为详细,用于腹部手术,既在手术线上敷以药物,还强调要分层缝合创口,充分注意到了生肌长肉,以利愈合。文献是这样记述的:

肚皮裂开者,用麻缕为线,或捶桑白皮为线,亦用花蕊石散傅线上。须用从里重缝肚皮,不可缝外重皮,留外皮开,用药渗。待生肉。

——元·危亦林《世医得效方》

从唐朝到元朝,多么确切的外科记录!有人往往说中医是不重外科的,持这种看法的人,我想是大大的误解了。

由于历史条件的限制,历史上的中医外科医生只能从天然产物中寻找缝合的手术线,这是十分宝贵与大胆的尝试。唐朝的苏颂与宋朝的王璆不仅记述了手术的发生,还记录了患者姓名或相关的人,是十分可信的。从文献记载中看,这样的腹部手术已然取得了痊愈的效果。而所用的手术线最终如何处置,是如羊肠线一样被吸收了,还是在伤口愈合之后被拆线,完全成功的案例对后来的手术缝合有否起到过什么宝贵的启示,这些好像都成了未知之谜。

没能延续其长,这不能不令人对中医外科后来的短板感到深深的遗憾。

桑白皮亦可洗目

诗曰:"莫道桑榆晚,为霞尚满天。"

桑榆,喻日暮。诗句是说:不要说日到桑榆已是晚景了,而撒出的晚霞还可以照得满天通红、灿烂无比呢! 这里诗人用一个令人神往的深情比喻,托出了一种豁达乐观、积极进取的人生态度。

桑榆之晚,说的是人之晚年。人的晚年,是容易被疾病缠身的。许多老年人就被眼病所困扰。从"莫道桑榆晚,为霞尚满天"正好引出中唐时期两位患眼疾的老年人的故事。

刘禹锡和白居易这两位中唐时期的大诗人,彼此慕名已久,并有书信往来,但在很长时间内一直不曾谋面。敬宗宝历二年(公元826年),刘禹锡由和州刺史罢归洛阳,当时白居易也因病免去苏州刺史,在返京途中,两人相遇于扬州。神交既久后的初次相逢,悲喜交集,此后,两人一直有诗作相互唱和。刘禹锡将自己和白居易的唱和诗编为《刘白唱和集》,将自己和刘禹锡合称为"刘白"。

刘禹锡和白居易晚年都患眼疾、足疾,看书、行动多有不便,从这点上说,他们是同病相怜了,面对这样的晚景,白居易产生了一种消极、悲观的情绪,他写了《咏老赠梦得》一首给刘禹锡(字梦得):

与君俱老矣,自问老何如? 眼涩夜先卧,头慵朝未梳。有时扶杖出,尽日闭门居。懒照新磨镜,休看小字书。情於故人重,迹共少年疏。唯是闲谈兴,相逢尚有余。

刘禹锡读了白居易的诗,遂写了《酬乐天咏老见示》回赠:

人谁不顾老,老去有谁怜? 身瘦带频减,发稀帽自偏。废书缘惜眼,多灸为随年。经事还谙事,阅人如阅川。细思皆幸矣,下此便翛然。莫道桑榆晚,为霞尚满天。

为了保护眼睛,刘禹锡除了少读书,到了"废书"之喻,还采取了灸治的方法,经常使用以至于"随年多灸"。他们为什么没有采用桑叶或者桑白皮洗眼的方法呢?

我们从药用的历史考查中看到,这一功效是在宋朝以后才出现的。医药的发展有其进程。谈到这里,深为他们叹惜。

桑白皮竟也与桑叶一样有明目的功效。此识来源于古代医案的启示。患了眼疾,双目不明达二十年的高龄老人,在坚持用桑白皮长期洗眼以后,竟获童目(如儿童一般),能不令人称奇吗?

昔扬州有一赵知府,年九十有余,患眼疾,双目不明二十年矣。后遇陈八相普长方,用桑白皮不拘多少,煅过存性,将水一碗煎至九分,澄清洗眼。不至一年内,如童儿一般。

——清·赵翼《檐曝杂记》卷六

这与梁章钜在《良方集录》中见到的皮硝与桑白皮所用一致。二者堪称"洗眼仙方"一说,正是经历了应用后对其良好效果的赞誉。

桑白皮可治衄血

衄,出血之谓也。血加上丑组成的这个字,表示出血不好的情况,是疾病状态。

凡血从鼻、齿龈、耳、舌、皮肤等处流出者称衄血,根据出血部位的不同,中医学有鼻衄、齿衄、耳衄、舌衄、肌衄等病证名。

桑白皮单方,现代用治鼻衄,疗效颇佳。不妨用两则医案来作说明:

张某,男,12岁,1985年6月28日初诊。患者经常鼻衄已年余。两周前,因感冒后鼻流黄浊涕,擤之不当则鼻衄,继而双侧鼻腔间断流血,每天两三次。经西医检查诊断为双侧鼻黏膜糜烂充血。经用维生素K及抗生素治疗无效。诊时见左侧鼻腔流出少量血液,鼻塞不通,口干不渴,舌质红赤,舌苔薄黄,脉数。予以桑白皮240克,每天80克,加水煎煮两次,每次20分钟左右,取两次煎汁后混匀,装入保温瓶中,一日服完。药后血止鼻通,后未复发。这是《四川中医》1991年10期报道的案例。

陈某,男,8岁。经常鼻衄或鼻中带血,少则片刻即止,多则需用棉球填塞或到医院治疗方止,伴见口干喜饮。舌质红,苔薄白,脉细数。五官科检查为轻度鼻中隔糜烂。嘱其每日煎服桑白皮12克,并忌食辛热炙煿之品。4剂后,鼻衄止,随访两年未复发。这是《浙江中医杂志》1995年7期报道的案例。

发生鼻衄最常见的病机是火热迫血妄行,且多与肺、胃、肝火有关。甘寒的桑白皮对于肺经实火、虚火均宜,能够清肃肺气,平抑肝火,使血络安宁,则鼻衄之出血可止。

妙用桑枝治臂痛

在北宋徽宗政和年间(1111—1118年),名医许叔微不明原因地得了两臂疼痛之病,用了许多药也治不好。想不到的是,采用一则单方,取桑枝炒香后煎服,只几剂就痊愈了。

许叔微对桑枝治臂痛的功用是给以充分肯定的,因为他在自己的身上经过了验证,故忠实地记录于《普济本事方》中。李时珍所摘录桑枝饮,即由此:

服桑枝法。桑枝一小升,细切炒香,以水三大升,煎取二升,一日服尽。无时。《图经》云:桑枝性平,不冷不热,可以常服。疗体中风痒干燥,香港脚风气,四肢拘挛,上气眼晕,肺气咳嗽,消食利小便。久服轻身,聪明耳目,令人光泽。兼疗口干。《仙经》云:一切仙药不得桑煎不服。出《抱朴子》。政和间予尝病两臂痛,服诸药不效,根据此作数剂,臂痛即愈。

——宋·许叔微《普济本事方》

张杲尝病两臂痛,服诸药不效。一医教取桑枝一小升,细切炒香,以水三大升,煎取二升,一日服尽,无时服,数剂寻愈。(《普济本事方》)

——明·江瓘《名医类案·卷八》

北宋许叔微(1079—1154年),字知可,真州白沙(今江苏仪征）人，撰《普济本事方》，约刊行于绍兴二年（1132年）。南宋张杲（1155—1225年），字季明，安徽歙县人，著《医说》十卷，于1189年刊行于世。是他们都得了相同的臂痛病，又用相同的方法治好了，还是有人将许叔微的医案误记在张杲的头上？读到这儿，虽存疑惑但仍然感到很有意思。

到了明朝《本草纲目》，李时珍对这一小方桑枝饮治臂痛进行了简单地摘录：

"风热臂痛，桑枝一小升切炒，水三升煎服二升，一日服尽。许叔微云：尝病臂痛，诸药不效，服此数剂寻愈。"

对桑枝药用进行一下总结：桑的嫩枝入药名桑枝，性味苦、平，归肝经，功能祛风通络，利关节，用于风湿痹痛，四肢拘挛，尤宜于上肢肩臂关节酸痛麻木，寒证、热证均可用之，而以热痹更为适宜。

从桑枝案说仇远

桑枝可治肺气咳嗽。宋朝赵溍《养疴漫笔》记载一人用桑枝治嗽验案。

"越州一学录少年苦嗽，百药不效。或令用南向柔桑枝条一束，每条寸折，纳锅中，以水五碗，煎至一碗，盛瓦器中，渴即饮之，服一月而愈。"

上面是李时珍在《本草纲目》中的引用。时珍在引用文献时，并非全部忠实于原文，很多时候会有所精简。对此医案，时珍还有注说"此亦桑枝煎变法尔。"即：

"疗口干及痈疽后渴，用嫩条细切一升，熬香煎饮，亦无禁忌。久服，终身不患偏风（苏颂）。出《近效方》，名桑枝煎。"

此处我们发现了李时珍的错误：学录为正八品文职京官，成年人，怎么会是少年？让我们恢复真实的历史实景吧，学录是施治者，得病的是少年。所以，原文献应为"学录治少年苦嗽"

才对。

赵潜生活的年代从宋度宗咸淳七年（1271年,时其为淮东统领兼知镇江府）至端宗景炎元年（1276年,时其为江西制置使）这段时间,他的医案中未说病者何人,而在《续医说》《名医类案》中明指得病的人为仇远。为仇远治病的越州学录,水平也堪称名医了吧,而他又是哪位名人呢? 真希望我们一下子就能够拨开全部的历史迷雾。

这个医案有好几个变身,比较来看很有意思。

仇山村少时尝苦嗽疾,百药不瘳。有越州学录者,教其取桑条向南嫩者,不拘多寡,每条约寸许,用二十一枝,纳于沙石锅中,用水五碗,煎至一碗,遇渴饮之,服一月而愈。（仇远《稗史》）

——明·俞弁撰《续医说·卷六·喘嗽痰火·单方愈嗽》

仇山村少时尝苦嗽,百药不瘳。有越州学录者,教其取桑条向南嫩者,不拘多少,每条约寸许,用二十一枝,纳于沙石锅中,用水五碗,煎至一碗,遇渴饮之,服一月而愈。（仇远《稗史》）

——明·江瓘《名医类案》卷三

原来这少年竟然是大名鼎鼎的文学家、书法家仇远（1247—1326年）。医案也应当是仇山村本人自己记述在《稗史》之中的。仇远是钱塘（今浙江杭州）人,字仁近,一字仁父,因居余杭溪上之仇山,自号山村、山村民,人称山村先生。他生活在宋末元初,58岁时任溧阳儒学教授。

《稗史》难以见到了,在这本书中"即使一些记载药方的琐事,也往往以故事引出,增强了全书的小说意味。"（《中国文言小说总目提要》）比较以上的文献记载,显然是同一个医案。

药理研究证明,桑枝有显著的降压作用。而桑枝的现代制剂有桑枝颗粒,为单味桑枝经加工制成。为棕黄色或棕褐色的颗粒,气香,味微甜。该制剂有养阴生津、活血通络功效。可用于阴虚内热、瘀血阻络所致的消渴病。症见口渴喜饮,五心烦热,肢体麻木或刺痛等,以及 2 型糖尿病见上述证候者。

用时开水冲服即可,每次一袋(每袋含 3 克),每日三次,进餐时服用。单独使用桑枝颗粒不诱发低血糖,如与其他降糖药联合使用,可起到调脂、抗血小板聚集等保护心血管的作用。

郭沫若与桑枝酒

桑枝治风湿痹痛、半身不遂等,其实是可以制成药酒来应用的。

桑枝酒的配方并非一则,根据病情,药物加减也可灵活多样。郭沫若应用桑枝酒治疗半身不遂的故事更是得到广泛的流传。

1959 年,担任中国社会科学院院长的郭沫若,因右侧肢体活动不利,以致影响了日常生活和工作,于是有人向郭老推荐了中国中医研究院特约研究员,著名医学家郑卓人(1904—1984年)老先生医治。郭老知道郑老医术高超,并著有《灵枢经白话解》等著作,便欣然同意了。

郑老如约来到郭家,详细给郭老诊治后,知道郭老公务匆忙,无暇煎服中药,便对郭老说:"我从民间搜集到了一个验方,名桑枝酒,经二十多年临床验证,医治半身不遂疗效颇佳,可否一试?"郭老听后,便请郑老处方,郑老便将桑枝酒的配伍、制法、服法告知了郭老:

炒桑枝 100 克,当归、菊花、五加皮各 60 克,苍术、地龙、夜交藤各 30 克,川牛膝 25 克,丝瓜络 15 克,木瓜 12 克,木通、炮附片各 10 克。配黄酒 5 升,密封浸泡十天后,将药渣取出,焙干研为细末,装入胶囊,每粒 0.3 克,每次 3 粒,每日三次,用桑枝酒 15~20 毫升送服。两个月为一个疗程,以微微醉为度,上半身瘫痪饭后服,下半身瘫痪饭前服。

郭老按处方配好了桑枝酒,服用三个月后,果然肢体活动自如了。

再说"不信又信"

我们都知道，二十世纪二三十年代，中西医曾发生激烈的争论，出现过"废止中医"与"保卫中医"的剧烈冲突。废止中医思潮的影响甚至波及建国初期。是党和政府在纠正了错误的思潮之后，确立了正确的医疗卫生工作方针，此后才逐步走向了中西医并重的发展之路。

正是在建国之前的"废止中医"风潮中，郭沫若也曾说过："中医和我没缘，我敢说我一直到死决不会麻烦中国郎中的。"

毕竟是经过了历史的人，他后来还是信了。其实，在他求治于中医，接受桑枝酒以前，他已经开始对中医有了不同的认识。

湖北蕲春的李时珍墓园，"医中之圣"四个大字曾镶于牌坊之上，就是由郭沫若在1956年时题写的。他在题词纪念时写道："医中之圣，集中国药学之大成，《本草纲目》乃1892种药物说明，广罗博采，曾费三十之殚精。造福生民，使多少人延年活命！伟哉夫子，将随民族生命永生。"

放到二十世纪二三十年代的背景中，其实不相信中医的人并非只有郭沫若。即使名人之中也是大有人在的。如孙中山先生在西医束手之际，也是坚决不肯请中医的，为着这事，还得到了鲁迅先生的赞誉。可惜的是，孙中山先生和鲁迅先生都没能像郭沫若先生那样经历过中医后来的发展，否则他们也会像郭老一样改变看法的。中医并不因为某个人信不信而失其价值，但信不信却可以影响他是否采用中医的治疗方法。我想，这一点是重要的。让不信的人信，让不用的人用，中医会没有发展前途吗？

说到这儿，一则用桑枝治好了疑为破伤风的医案又呈现在眼前，这是清朝末年时的事了：

咸丰初，邓作夫都阃奉檄征皖南，左额受枪伤，时贼势方炽，郑枕戈露宿，以至于肿势日甚，医者谓是破伤风，邪已内闭，不能治。有一老兵取桑条数十茎，以火烧其中，取汁和酒，令服，遂愈。此法曾见之方书，不意其奇验果如此。然则应验诸方，医家亦不可不谙也。

——清·毛对山（1644—1911年）《毛对山医话》

又是用桑枝，又是用药酒，这是共性的地方。但"以火烧其中"，取其汁和入酒中，又是其特殊之处。这不是颇值得深入研究吗？

文化遗产桑皮纸

指南针、造纸术、火药、活字印刷术，是中国古代的四大发明。

有着千年历史的桑皮纸被称为人类纸业的"活化石"。千百年来，它记录着我国新疆地区传统造纸工艺，是人们了解纸文化历史的一个窗口。

桑皮纸，古时又称"汉皮纸"，最大特点是柔嫩、防虫、拉力强、不退色、吸水力强，主要用于书画装裱、包扎纸币、制伞、制鞭炮和文化工艺品。

维吾尔族聚居的新疆南部和东部气候炎热，水土资源丰富，宜于农桑，自古民间便有植桑采果的传统。桑皮纸是用当地的桑树皮为原料制作的一种纸。桑树遍野，为桑皮纸的制作提供了原料保障。

历史文献上记载，桑皮纸主要产于北方。桑树是落叶乔木，它的茎皮纤维韧长且有牢度。这种用桑皮造成的纸，纸质柔韧而薄，纤维交错均匀，色泽洁白，纹理美观，墨韵层次鲜明。轻薄软绵，拉力强，纸纹扯断如棉丝，所以又称为棉纸。宜书宜画。苏轼《三马图赞》用的是加蜡、研光的桑皮纸，该真迹在溥仪携出宫后因战乱被撕毁，只残存了一部分。

据史料记载，在宋代西辽统治时期，和田以桑树皮为原料制作纸已经很有名，成为当地维吾尔族的一项重要家庭手工艺，在新疆地区颇负盛名。

公元14世纪中叶，吐鲁番地区的维吾尔族皈依伊斯兰教以后，制作桑皮纸技艺由和田传入吐鲁番，成为新疆的又一个桑皮纸供应基地。

残存的清代桑皮纸文书和民国时期的桑皮纸钞票证明，过去新疆各地曾普遍使用桑皮纸。

维吾尔族桑皮纸以桑树皮为原料，桑枝内皮有黏性，纤维光滑细腻，易于加工，经剥削、浸泡、锅煮、捶捣、发酵、过滤、入模、晾晒、粗磨而成桑皮纸，成纸呈正方形，长高各50厘米左右。

造纸时，先将桑树枝放在水中浸泡，然后剥去表面的深色表皮，取出里层白色的树皮，将其放入加满水的大铁锅中煮，边煮边搅，一直到树皮煮熟软烂，再加入胡杨土碱。

捞出煮熟的桑皮放在长方形的薄石板上，匠人用一种柄短头长的木制榔头砸桑皮。边砸边翻，直至将桑皮砸成泥饼后，放进大的木桶内。接着，用木棒进行搅拌，直至桑皮浆被搅匀。其中的渣滓使用专用筛子滤去后，用木瓢从木桶中舀取纸浆，倒入造纸用的木制模中。模具呈沙网状、大小40~50厘米，模具放在一个小水坑里。纸浆倒入模具后，用木棒不停地搅动，使纸浆均匀地铺在模具上。待纸浆铺均匀后，再把模具平端着拿出小水坑，放到阳光可以充足照射到的地方。等纸浆在模具上晒干后，撕下，就是一张地道的桑皮纸了。

一般每5千克桑树枝可以剥出1千克桑树皮，1千克桑树皮可做成桑皮纸20张。

用传统工艺制造出来的桑皮纸，呈黄色，纤维很细，有细微的杂质，但十分结实，韧性很好，质地柔软，拉力强，不断裂，无毒性而且吸水性强，在上面写字不浸。如果墨汁好，历千年也不会退色,不会被虫蚀,并且可以存放很长时间。

桑皮纸呈淡褐色,工艺讲究的桑皮纸呈半透明状,很薄。南疆清代及民国时期形成的地方官府典籍书册,基本上以桑皮纸作为书页,外观及手感仅比内地的古籍稍粗糙而已。桑皮纸除了作普通用纸外,古时还一直用于高级装裱、制伞、糊篓、做炮引、包中药、制扇子等。精制的桑皮纸还是维吾尔族姑娘绣花帽必用的辅料。在绣花帽时,要隔行抽去坯布的经线和纬线,绣花后用桑皮纸搓成的小纸棍插进布坯经纬空格中,这样做出来的花帽挺括有弹性、软硬适度。

手工制作出来的桑皮纸又分为"生纸"和"熟纸"。生纸即未加工的黄纸,熟纸则是加工后变得洁白的纸张。

胡地中土,植桑用桑,饲蚕食果,用处多多。

桑椹,桑叶,桑枝,桑根皮,桑的全身都是宝!

我深知,我的眼光极其局限,然而我却无法不感叹,桑的用处何其多,其奥秘又何其多啊。

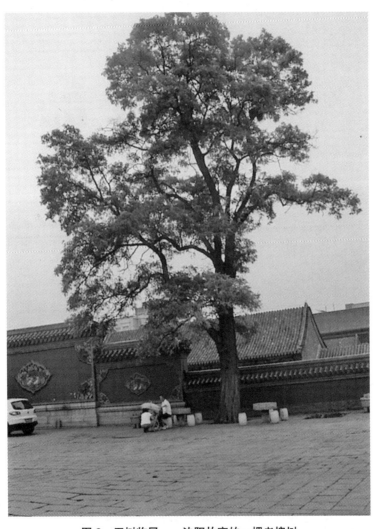

图 8　玉树临风——沈阳故宫的一棵老槐树

谈槐辨槐识槐花

嘉树吐翠叶,列在双阙涯。旖旎随风动,柔色纷陆离。

——三国魏·繁钦《槐树诗》

槐有几种君应识

人们常说:五月槐花香。

但是,切要记住的一个生活常识是:阳历五月前开放的香槐花不是药用的槐花,药用槐米的国槐花,开花一般要在阴历五月。

很多人会把两种槐花搞混淆了。这样的混淆很常见,不仅一些专门谈槐花的文章中出错,甚至在医药领域说医谈药时也经常出错。区分两种槐花之前,让我们首先区分三种常见的槐,它们分别是刺槐、绵槐和国槐。由于比较常见,大多数的人对它们是有感性认识的。

绵槐与刺槐、国槐的最大区别在于,绵槐是灌木,其他两种是乔木。

绵槐开的是紫色的花,它的植物学名就叫紫穗槐,而有的地方或把它叫做紫翠槐。绵槐正因为它是灌木,而且极易生长,所以很有经济价值,那就是绵槐条子常用来编筐,过去这是农业生产中最常用的农具。绵槐条可高达1~4米,每丛可达二三十条。绵槐属于蝶形花科的紫穗槐属,拉丁学名为 *Amorpha fruicosa* L。

"紫穗槐我认识,枝叶近似槐树,抽条甚长,初夏开紫花,花似紫藤而颜色较紫藤深,花穗较小,瓣亦较小。风摇紫穗,姗姗可爱。紫穗槐的枝叶皆可为饲料,牲口爱吃,上膘。条可编筐。"

——这是著名作家汪曾祺对紫穗槐的认识,他曾到北京的西山为种紫穗槐而挖土坑。汪老的此点学识来自于劳动实践。

国槐与绵槐同科而不同属,国槐为蝶形花科槐属。它最初只称为"槐",或称槐树,拉丁学名为 *Sophora japonica* Linn。这可是我国原产的一种木本植物。谈起槐树来是有许多的渊源和文化现象的。

刺槐之得名是因为它的枝上有刺,植物学上叫托叶刺,长在小枝条上。它有另外一个名字叫洋槐,从它的这个名字身上,可以看得出它不是我国的本产,而应当是个"老外"。诚然,刺槐是从国外引进的一种木本植物,并且历史不长。它的原产地为北美洲温带及亚热带,但被引种到世界各地。有资料显示,刺槐于清代 1877—1878 年由日本引入我国,最初的引入地是山东省青岛地区,而后遍植全国。1949 年以来,刺槐垂直分布最高海拔可达 2100 米,区域分布在北纬 23°~46°、东经 124°~86°,覆盖约 27 个省市自治区。刺槐属于蝶形花科刺槐属,拉丁学名为 *Robinia pseudoacacia* L.。它得名于"槐"是因为它的叶子与受到国人普遍喜爱的国槐很相似,看上去是颇似羽毛的羽状复叶,而且二者都是奇数羽状复叶。

刺槐开花较早,可以追得上春天的步伐。刺槐花开成为春末夏初的一道风景。阳历 4 月底之时就已经有了刺槐花的绽放,但在北方大多数地方还是在阳历 5 月开放,从 5 月初开花到 5 月中旬结束,花期约半个月。开花顺序由南向北推移;平原先开,山区后开;浅山先开,深山后开;阳坡先开,阴坡后开。

刺槐的总花序长十几厘米,花呈白色,具有很浓郁的清香气。因为刺槐花含有很高的糖分,所以是一种宝贵的蜜源植物,蜜质优良,但主要泌蜜期不超过十天。每走过花儿盛开的刺槐树下,我都会深深地闻一下那浓郁的甜味。那浓郁的香味其实更是一种甜味，所以，"五月槐花香"该说是"五月槐花甜"。刺槐花开了，许多人采来食用，尤在当今，刺槐花更是成为一种野蔬、一种美味。济南的南部山区刺槐花开放之时，就吸引了许多的城里人光顾。

三种槐树开的都是蝶形花——花瓣五枚，组合成似蝴蝶的形状，所以它们共同属于蝶形花科。这一科本来叫作蝶形花亚科，属于豆科之下。由于豆科这一群体太大啦，所以有的专家就把蝶形花亚科从豆科中分离出来单列为蝶形花科，但也有专家始终不同意把它们分出去，所以如果你看到说它们属于豆科，也是对的，它们结的果都像豆荚，就是与豆类有扯不断的渊源。无论如何，刺槐、国槐、绵槐总是一大家子里面比较近缘的。

细说国槐称药槐

最该细谈的是我国原产的槐树——国槐。刺槐的引入，使我国原产的槐树有了另一个名字，即国槐，以利于区分二者。

国槐原产我国，系温带树种，蝶形花科槐属，落叶乔木。国槐不仅叶色深绿，连嫩枝条都是绿的。槐树茂盛的枝叶可以阻滞烟尘，净化空气，消减噪声，使得周围的环境清洁、安静，作为行道树或庭院绿化均可，是北方城市绿化的优秀树种。北京市、西安市都授予我国原产的槐树以"市树"的桂冠！有一杂志《森林与人类》，曾于1984年起开展评选国树的活动，在继银杏、银杉、松树、水杉之后，1986年槐树也被荣誉地列为"候选人"。

《尔雅·释木》中有槐有数种的记载。周代时时兴种槐树，并把槐比喻为国家的栋梁。唐代长安城及道路两旁盛植槐树，并因之而屡见于文献的记载和文人骚客的篇章之中。唐代诗人韩愈、白居易分别留下了"绿槐十二街，涣散驰轮蹄"，"轻衣德马槐荫路,渐近东华渐少尘"的诗句。由长安通往秦川各地的大道两侧,所种的槐树被称之为"官槐",官道配植官槐,也对应。

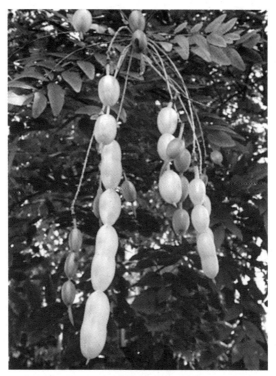

图9　国槐那圆鼓鼓的槐荚

唐代诗人李涛有诗句:"落日长安道,秋槐满地花。"诗中透露出了这样的信息,秋天的槐花才落下。这正说明了国槐的花期要比刺槐晚得多,正常情况没法看到刺槐秋天还开花。

国槐开黄白色小花,开放时节为花香渐少的盛夏,始自农历的五月。在阳历的七八月间,它只有淡雅的香气,但站在树下,凑近了细细品来,却也是令人陶醉,那更应当是一种诱人的药香。国槐的花期长达七八十天，树枝顶端的花序上，往往是底下已结了细细的荚，上面却仍开着淡黄的花，开到秋日十分正常。

国槐又称豆槐、金药树。它的荚果似短豆角，外为肉质，圆鼓鼓的，呈串球状，内有种子1~6粒，种子呈肾形、黑褐色。它的种子既可入药用，又可食用，还是酿酒的原料。

"槐豆好吃啊。"我的同事高先生的童年时代是在山东鲁西南度过的，他回忆小时候在家乡采摘槐角后，经过去壳、浸泡等处理，母亲做成的槐豆饭，吃起来津津有味。如今成为一种时代的记忆。

高高山上哟，一树药槐哎，手把栏杆嚓，望郎来哟喂……

这首名为《槐花几时开》的爱情民歌，是民歌中的经典之作，它来自四川宜宾地区的一首传统山歌，形成久远。清光绪年间刻本《四川山歌》中就载有它的歌词，只有短短的四句："高高山上一树槐，手把栏干望郎来，娘问女儿你望啥子？我望槐花几时开。"

现在所传唱的，最早始自一位名叫喻祖荣的部队文工团员，他在1950年八九月份，根据另一首叫做《神歌》的四川民歌的曲调，进行了适度修改，此后传唱不衰。这首民歌的曲调颇具轻松幽默感，用亲切甜美的歌声，传达出生动而浓郁的乡土气息。

它的歌词，一般写作"一树哟槐哎"，"槐"字之前用的是虚词。我想，如果这是一棵金药树的国槐，岂不是更好？所以实写为"一树药槐"，既突出表现槐树的角色作用，亦不妨爱情主角的借物传情。

家种药槐自有财

国槐是宜植于庭院大门外的乡村绿化树。

有说古语，有说民谚，其曰：门前一棵槐，不争自己来。

国槐竟然是一种财源树。它的财源来自哪里？这决非专指它在成材后的价值,而主要是说它年年可出产供药用的槐米,无须付出管理之力,到时候自可采来卖钱。

国槐的金药树之称,正是因为槐树的槐角(槐实)、槐花(花蕾与花朵)、槐枝均可入药用。它也因药用而年年产生出一定的经济价值。

在我长大的那个乡村,邻居家有棵高大的国槐树,我在上小学的时候,每年都看着那家的小伙伴,在槐花开放之前,爬到树上采下一株株花穗,晒干后收取槐米。然后,等到来收中药材的,就可卖上一笔不菲的价钱。

槐的花蕾除作药用还可作黄色染料。令人惊奇的是,国槐的叶子过去也曾被采食过,唐代大诗人杜甫有诗句:"青青高槐叶,采掇付中厨"。古代民间常采摘槐树的嫩叶嫩芽,炒熟后用冷水浸泡,除去涩味,再加以姜、葱、醋等做凉菜食用。《本草纲目》中则记载有槐叶的治病之用:将槐叶蒸熟晒干研末,水煎代茶饮,可用于肠风痔疮,并认为久服明目。

再说五月槐花香。很多的文人撰文赞美四五月的槐花,赞美它幽香动人,赞美看到它想起童年,想起家乡,想起槐花的好吃云云,但转而就不分品种,联系到了那山西洪桐县的大槐树,就说那唐诗咏槐,就说那槐花入药,本草有言云云。显然,他们把这槐与那槐、这槐花与那槐花弄混了！这是因为,入药的是国槐,食用的是刺槐,毕竟刺槐引入中国仅有百余年的历史。学医学药的学友们,是应当能把它们区分开来的吧。

槐花单方治舌衄

关于槐花的单方,下面的这一则医案是很有名的,流传很广。

一士人,无故舌出血,仍有小穴,医者不晓何疾。隔(注:宋代名医耿隅）曰："此名舌衄。"炒槐花为末，糁之而愈。

——宋·方勺《泊宅编》卷八

这则医案为宋代名医耿隅所治。"舌为心之苗"，舌衄（舌头出血）多因心火炽盛所致。槐花性味寒凉，入肝经血分，有清泻实火、凉血止血的功效。现代使用槐花，广泛应用于治疗吐血、鼻衄、尿血、便血、痔疮出血以及妇女崩漏下血等。

从宋朝方勺记载的上则医案来分析，如果当时没有槐花，寻其同类，则有大蓟、小蓟、地榆之属，似均可代用，但亦应"末之"，"糁之"。从炮制而说，中药讲究炒炭止血，所用的药物可经炒后再用，止血效果会更好。由于舌面比较敏感，"末之"是越细越好。但效果究竟如何，则有待于来者验证。治病是实践，不是臆测，最终要靠疗效说话。

有说槐花的药用，始载于《神农本草经》，列为上品。其实《神农本草经》中所载的乃槐实，即槐角，也就是槐的种子。历代医家主要用槐角治疗多种出血症和痔疮，著名成方有槐角丸，出自《太平惠民和剂局方》，主治痔疮。槐角还有一响豆的别名，历史上曾被用作服食药物，认为有健身防老功效。笔者曾以此为引言撰有"响豆传说话槐角"，见于拙著《趣味中药》一书（人民卫生出版社2003年）。

"槐实：味苦寒。主五内邪气热，止涎唾，补绝伤，五痔，火创，妇人乳瘕，子藏急痛。生平泽。"

——《神农本草经》

槐花入药首见于唐代《日华子本草》，云"治五痔，心痛，眼赤，杀腹藏虫及热，治皮肤风，并肠风泻血，赤白痢。"其止血作用与槐角近似，以其药性寒凉而凉血止血，所以适宜于热证出血。治疗下部出血，如肠热所致的大便出血或痔疮出血等，槐花常可配伍地榆、侧柏叶；治疗上部出血，如咯血、衄血等，可配伍仙鹤草、白茅根。如由炒槐花、侧柏叶、荆芥穗、炒枳壳各等分组成的槐花散，系出自宋代《普济本事方》的著名成方，有疏风理气、清肠止血之功效,专治肠风脏毒。槐花治眼赤也是始自《日华子本草》的记载,无论是风热目赤,或肝火目赤肿痛,槐花用之皆宜,可煎水代茶频饮,颇多裨益。

槐花药材如在花未开放时采收花蕾称为"槐米",花开放时采收称为"槐花"。二者比较,以槐米的气味浓厚而药力较足。槐花中含有芸香苷、槲皮素、鞣质等成分。芸香苷又称芦丁,即维生素 P,芦丁单体可用于防治脑出血、高血压、视网膜出血、急性出血肾炎,治疗慢性气管炎,对糖尿病型白内障也有较好的治疗效果。槲皮素是芦丁的苷元,具有抗炎、抗氧化、抗过敏、抗菌、抗病毒等药理作用,其对恶性肿瘤生长和转移的抑制作用是近年来一个十分活跃的研究课题。鞣质即单宁,能沉淀蛋白质,具有收敛作用,能减少伤口的血浆渗出,减少局部疼痛等。古人虽然没有从成分着眼来分析中药的疗效,但以此来分析舌衄医案,耿隅用槐花治之,还是一种最佳选择。

槐叶冷淘啥滋味

青青高槐叶,采摄付中厨。新面来近市,汁滓宛相俱。入鼎资过熟,加餐愁欲无。碧鲜俱照箸,香饭兼苞芦。经齿冷于雪,劝人投此珠。愿随金騕袅,走置锦屠苏。路远思恐泥,兴深终不渝。献芹则小小,荐藻明区区。万里露寒殿,开冰清玉壶。君王纳凉晚,此味亦时须。

这是唐代大诗人杜甫的《槐叶冷淘》诗,作于唐代宗大历二年(767 年)夏天,杜甫寓居瀼西草堂时。

冷淘,即凉面,又称伏面。其起始缘于上古"伏日祭祀"活动——古时民间于伏日祭祀太阳神(炎帝)和火神(祝融),感谢他们为人类带来光明生长万物。三国时期开始食面以祭,但一开始食用的是汤饼(热汤面)。到了唐朝,才变成夏日吃冷淘,以适应消暑的要求。《唐会要》中载:"冬月量造汤饼及黍臛,夏月冷淘、粉粥。"

杜甫诗中所赞美的槐叶冷淘，即槐叶冷面，"盖以槐叶汁和面为之"（《杜诗镜铨》引张潽语）。这是采摘嫩槐叶捣汁后和面做成的面条，其颜色鲜碧而好看，煮熟之后，再放在冰水或井水中浸凉。这样，吃面的时候才有"经齿冷于雪"之感。此面碧绿清香，为进食消暑佳品，正如诗中所述"君王纳凉晚，此味亦时须"。槐叶冷淘是唐代上层社会的一种饮食，据《唐六典》记载："太官令夏供槐叶冷淘。凡朝会宴飨，九品以上并供其膳食。"古人在食用这种面时，往往调以盐、醋、芝麻酱、芥末等，高贵的，甚至还有猪肉、鱼肉、木耳、口蘑、花椒、黄瓜丝、蒜泥等。

从唐朝至明朝，槐叶冷淘一直盛行。而诗咏槐叶冷淘的，除了杜甫，宋代苏轼（1037—1101年）的诗作亦佳，他在枇杷熟、桑椹落的时节，吃到了用槐芽做成的槐叶冷淘，令这位大美食家发出"此生有味在三余"的感叹。

枇杷已熟粲金珠，桑落初尝滟玉蛆。暂借垂莲十分盏，一浇空腹五车书。青浮卵碗槐芽饼，红点冰盘藿叶鱼。醉饱高眠真事业，此生有味在三余。

——宋·苏轼《二月十九日携白酒鲈鱼过詹使君食槐叶冷淘》

王子仁注此诗曰："槐芽饼，即序所谓槐叶冷淘也，盖取槐叶汁溲面作饼，即鲜碧色也。"而晚于苏轼的陆游（1125—1210年）在《春日杂题》诗之四中，也有"佳哉冷淘时，槐芽杂豚肩"的描写。陆游说吃凉面时，正是用槐芽配猪腿肉，令口味颇佳。

从唐代有槐叶冷淘，到了宋代又发展到有甘菊冷淘，也受到诗人的赞美，并有在诗中描绘冷淘的制作过程。

淮南地甚暖，甘菊生篱根。长芽触土膏，小叶弄晴暾。采采忽盈把，洗去朝露痕。俸面新且细，溲牢如玉墩。随刀落银缕，煮投寒泉盆。杂此青青色，芳香敌兰荪……

——宋·王禹《甘菊冷淘》

甘菊冷淘的制法写得一清二楚。面条是"煮投寒泉盆"做成的。由于掺进了甘菊汁，所以冷淘的颜色青青，"芳香敌兰荪"，可谓色香味俱佳。

再往后，元代《云林堂饮食制度集》中也有"冷淘面法"，是用鳜鱼、鲈鱼、虾肉等做"浇头"的冷面，鱼肉佐食，风味佳美。可见，古代冷淘面的花色品种很多，用到槐叶、槐芽却也是它曾经的时尚。

明朝徐渭《春兴》诗之六有"柳色未黄寒食过，槐芽初绿冷淘香"之句。这说明吃冷淘的时间已大大提前了，槐芽初绿之时，人们已迫不及待地采来制作冷面尝鲜了。

清朝时冷淘更发展为各种花色冷面，而且已完全成为民众普通喜爱的美食。潘荣陛《帝京岁时纪胜》有："夏至，是日家家俱食冷淘面，即俗说过水面是也……冷淘面爽口适宜，天下无比。"冬至饺子夏至面，这时好像没有特别强调用槐叶来制作，说明食用槐叶已慢慢成为了一种过去时。

国槐花苦，只能入药不能入食。2007 年文博会在济南举办，期间从书市上淘来一本饮食图书，有隋唐饮食的相关内容，从记载中看，古人食用槐叶应当多是取其汁，再做成冷面（或槐叶饼），由于食用时往往又加入众多的调料，且用作宴席之上，往往吃得津津有味。猜想如果天天用其充饥，恐怕也就不称其为美味了。

指桑骂槐为哪般

有个成语叫做指桑骂槐，借用了两种最常用的树木——桑树与槐树。这个成语时常被人运用。如《红楼梦》第十六回中就有：

"咱们家所有的这些管家奶奶，那一个是好缠的？错一点儿他们就笑话打趣，偏一点儿他们就指桑骂槐的抱怨。"

指桑骂槐原本比喻明指甲而暗骂乙,指着张三骂李四。这颇令人不解:这到底与桑、槐有什么关系啊?有人就认为,实际上这是让桑树与槐树不知背了多少年的黑锅,因为发生的事儿压根就和它们毫无瓜葛。

持这样观点的人将"指桑骂槐"与"瓜田李下"两句成语作比较,说后者的确发生于瓜田间、李树下,多少跟瓜、李有关系。而指桑骂槐却只是借用了桑、槐的名字符号。

其实,我认为,若细究之,"指桑骂槐"决不能成为"指槐骂桑"的,它们之间的角色是固定的,不能转换的。这与历史上它们身份的高贵低下必有关联。

槐立三公。俗话说:"面三槐,三公位焉"。指的是在周代皇宫大门外种植着三棵大槐树,三公即太师、太傅、太保,他们在朝见天子时,站在槐树下面。后人因此用三槐比喻三公。所以从周代开始,国槐便被视为"公卿大夫之树",在国子监内外广泛种植,喻示为国培养栋梁之才。天下上万种树木,比槐树珍贵的不计其数,却只有它被冠以为"国"字号,称之为国槐!自然,槐树的地位是高贵的。而桑树呢?桑只不过是老百姓谋生饲蚕等最普遍的经济植物,采叶折枝再普通不过了,无需珍惜与尊宠,应当说,它是大众化的象征。槐与桑相比,一者可谓处庙堂之高,一者可谓处江湖之远,地位有天壤之别。虽然有气想出,但槐高贵不可骂,只有拿桑来出气了。若不是这样变通来绕个弯子,直接对着槐骂起来,莫不是佛头着粪,亵渎美好,简直是冒天下之大不韪了。

和指桑骂槐意思相似的成语还有:指桑说槐、指东说西、指猪骂狗、指鸡骂狗、捉鸡说狗等。它们都是人们约定俗成的用法,结构也相似。至少是由于桑槐、东西、猪狗、鸡狗等事物和人们日常生活最为密切相关,人们在表达指此说彼的意思时便自然用到了这些词语,能够达到更加生动形象的效果。唯有一点,这里面,只有桑槐的角色不能互换。

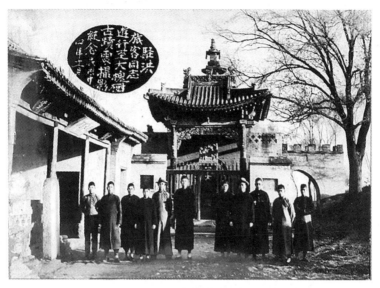

图 10　山西洪洞大槐树古迹（老照片）

指桑骂槐还是兵书《三十六计》中的一计。本意指间接地训诫部下，以使其敬服的谋略。此计更可引申为运用各种政治和外交谋略，"指桑"而"骂槐"，向对手施加舆论压力以配合军事行动。对于弱小的对手，可以用警告和利诱的方法，不战而胜；对于比较强大的对手，则可以旁敲侧击予以威慑。

阿丑的指桑骂槐

槐树又称金药树，它高贵却可用以治病。用槐而愈病，人类蒙受它的恩赐，那感激自然是深厚的。槐不可骂啊，那挨骂的又到底是谁呢？

让我们欣赏一则著名的指桑骂槐的历史故事吧，在思考中结束谈槐识槐与用槐的话题吧。

明朝的皇帝非常宠信太监，使得太监倚仗权势，作威作福。

宪宗时有个太监汪直凶狠残暴。他统领西厂,底下的爪牙狐假虎威,无恶不作,任意逮捕官吏、百姓,有生杀予夺的权力。朝中的大臣也畏惧汪直的权势,敢怒而不敢言。

宪宗非常喜欢看戏。有个太监叫阿丑,幽默风趣,能说善演,深得皇帝的欢心。一天,宪宗想看戏,于是吩咐身边太监:"去把阿丑找来,朕今天想看戏。"

阿丑奉命前来,一出精彩的醉酒戏就开演了。"锵、锵、锵",在热闹喧天的锣鼓声中,阿丑穿着色彩艳丽的戏服,东倒西歪地走上舞台,嘴里还喃喃自语:"唔……我没……醉……"

阿丑将醉酒的神态模仿的入木三分,满场的官员无不哈哈大笑。

这时候,旁边的人高声叫喊:"官员出巡,闲杂人等肃静回避!"

阿丑听了皱着眉头,扬起鼻子,生气地大声嚷嚷:"管他官不官!我又没挡着他,凭什么叫我回避!"

阿丑照旧歪歪斜斜地走着,边走边喃喃自语:"大官?大官有什么好怕……我阿丑……天不怕地不怕!"

一会儿,旁边的人改口大喊:"皇上驾到!"

大伙心想,这回阿丑总该回避了吧!谁知道,阿丑仍然站在原地,大声说:"皇帝?皇帝是谁?我为什么要回避?咦,听说皇帝成天躲在宫里睡大觉,今儿个怎么突然有空了呢?"

摸着下巴想了一会儿,阿丑不耐烦地挥挥手说:"唉,算了!还是叫他回去睡觉吧!"

阿丑嘴里哼着小曲,一个劲儿地往前走。旁边的人想呀想,清了清喉咙,突然高声喊着:"汪公公到——"

这时候,阿丑突然"咚"地一声,整个人趴在地上,捣蒜似的磕头不停,并且用颤抖的声音说:"小……小的该死!不知是汪公公驾到。恳求汪公公饶了小的这一次吧!"

官员们看到这儿,都心领神会,情不自禁地露出了微笑。唯独坐在中间的宪宗,铁青着脸,却没有笑意。

　　过了好一会儿,阿丑仍然趴在地上,磕头求饶,不敢起身。旁边的人看了,再也忍不住哈哈的爆笑出来。阿丑偷偷抬头瞧了一下:咦? 根本没有汪公公的影子嘛! 不禁怒气冲冲地说:"汪公公没来,你干嘛吓我,拿我穷开心呀!"

　　旁边的人笑个不停,好一会儿,才止住笑,好奇地问:"阿丑,你既不理大官,也不怕皇帝,怎么一听到汪公公来了,却吓得半死,趴在地上磕头求饶呢?"

　　阿丑说:"我啊,不怕大官,也不怕皇帝。我只知道有个权大势大的汪公公!"

　　宪宗看了这出戏后,心里十分不高兴,但是冷静想想,发觉阿丑的话,的确含有深意,从此慢慢地疏远了汪直。

　　过了一阵子,宪宗又想看戏。这次,阿丑一身武将打扮,双手各握一把利斧,边唱戏曲,边耍利斧,观看的人不时传来掌声和叫好。

　　表演一段后,阿丑开口问:"瞧瞧我这身打扮,猜猜我是谁呀?"

　　"嗯,瞧阁下这身打扮嘛……一定是绿林好汉!"有人抢着回答。

　　阿丑摇摇头说:"不对,不对! 我的来头可大了! 再猜!"

　　"来头大? 啊,我知道啦,我知道啦! 你是梁山泊的草莽英雄,对不对?"

　　"哎呀! 不对,不对啦!"阿丑得意洋洋地说,"告诉你吧! 我乃大英雄汪某是也! 自从我出道以来,手打南山猛虎,脚踢北海蛟龙,行遍天下无敌手,全凭这双利斧! 嘿嘿,你可不要小看它哟! 只要我'咻——'这么一挥,包管你人头落地。"

　　不等阿丑说完,旁边的人急忙打岔问:"既然你的利斧这么厉害,可不可以介绍给咱们认识认识呢?"

　　"没问题。你可得站稳些,不要吓坏啦!"阿丑说,"提起这两把利斧,名堂可大啦! 左手这把叫王钺,右手这把叫陈钺!"

看了阿丑指桑骂槐的表演,明宪宗终于认清了汪直的真面目。后来罪恶深重的汪直遭到放逐,他的党羽像王钺、陈钺也都受到应有的惩罚。

阿丑上演的指桑骂槐,桑成了奸臣,槐成了皇帝。槐如此高贵,普通人还能用吗? 能用,但不是一般人所用,而是美男子可用槐树来比喻——玉树临风。这玉树是什么,其实就是槐树的别称。它出典于《三辅黄图·汉宫》:"甘泉谷北岸有槐树,今谓玉树。"

高贵的槐树,既称玉树,又称药树。从此若再见,必恭敬之。

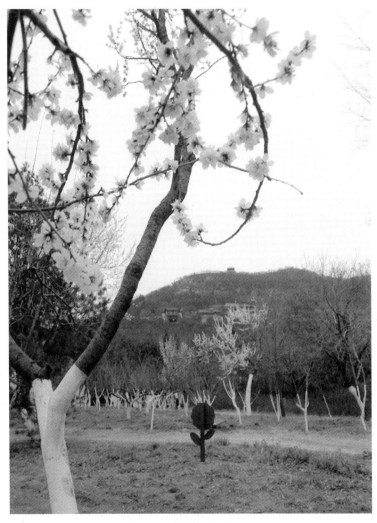

图 11 杏花掩拥千佛山

杏林传薪不忘本

万树江边杏,新开一夜风。满园深浅色,照在碧波中。

——唐·王涯《春游曲》

杏林自古美名扬

中医界又被称为杏林,杏与中医有不解之缘。

据晋·葛洪《神仙传》记载:三国时期有位名医叫董奉,字君异,隐居在江西庐山。他医术高明,医德高尚,给人治病从不收医药费,只让治好的病人在他的住处周围种上几棵杏树。这位被誉为仙人圣手的董奉救人越多,周围种植的杏树就越多。经过数年,所种的杏树竟有十万余株。这一大片杏林郁郁葱葱,被称为"董仙杏林"。杏子成熟后,董奉就用杏子换来稻谷,救济贫苦百姓。

本于董仙杏林的美誉,后来人们对医术高明、品德高尚的中医,常用"誉满杏林"、"杏林春暖"等词给以赞誉。

董奉者,字君异,侯官人也……还豫章,庐山下居……奉居山不种田,日为人治病,亦不取钱。重病愈者,使栽杏五株,轻者一株,如此数年,得十万余株,郁然成林。乃使山中百禽群兽游戏其下,卒不生草,常如芸治也。

——晋·葛洪《神仙传》

另据传说:有一次一只老虎张着大口来到董奉住处,有求救状。董奉仔细观察,见虎喉中被一骨卡住,他冒着生命危险,从虎口中取出骨头。老虎为了报答救命之恩,从此不愿离去,而为董奉看守杏林。中药店堂常常挂有"虎守杏林"的条幅,喻医术

80

高超,就来源于这一典故。

庐山曾有神仙住,欲寻杏林今何在。

1991 年,一支考察队在庐山山南考察,于一墓穴中发现明代和尚、归宗寺主持果清禅师的《重兴归宗田地界址碑记》和有关图刻。碑记和图刻详细记载了董奉杏林、杏坛庵和庵产的情况,指出杏坛庵在陶渊明醉石以东的般若峰下,庵产方圆百里。

经过认真的考察和论证,现已确认董奉的杏林故址应当在距九江闹市约十公里的庐山莲花峰下的龙门沟。可惜的是,经过沧海桑田的变迁,这儿的杏林已不复存在,代之以茂密的竹林和其他树木。

董奉在庐山遗迹颇多,根据资料和史实可以确定:有他居住的杏林草堂,称为董奉馆,后在此处又曾建杏坛庵;有后人祭祀的太乙宫、真君庙、太乙观、太乙祥符观等;有伏虎庵,是董奉"虎口取髓"和"虎守杏林"遗址等。

当年受到救治、接济的纯朴民众,把董奉尊崇为消灾救命的"活神仙"。董奉在庐山隐居数年,每年经他治愈的患者,以他施医的居所为中心向周边延展种植杏树回报救治之恩。因此,庐山脚下皆是杏林范围,大概面积在 3000 亩以上。

董奉隐居庐山施医济世,开创了人与自然生态和谐共荣和药食同源的杏林园。自此以后,医家以位列"杏林中人"为荣,医著以"杏林医案"为藏,医技以"杏林圣手"为赞,医德以"杏林春暖"为誉,医道以"杏林养生"为崇。中医学在走向世界造福全人类的过程中,永远不会忘记杏与杏林的佳话。

杏花杏果联想多

春天可看杏花开。所以有唐代王涯《春游曲》咏杏花的著名诗句:

万树江边杏,新开一夜风。满园深浅色,照在碧波中。

昨日看花花灼灼,今日看花花欲落。我们述说杏仁,更多地是在说果的话题,那可是花落之后等结果的事了。

人们都说甜杏儿,甜杏儿,那杏儿是甘甜的。品酸者可选梅,品甜者当选杏。杏与梅是近亲,杏有一别名叫做甜梅。

以读书入题继续说杏花与杏果。以下曾经是我读沈苇《植物传奇》一书后的札记:

杏乃医之果。杏更有"人间圣果"之称。杏可是中国人老祖宗的宝贝树。

公元前的典籍《管子》中就有"五沃之土,其木宜杏"。稍后的《山海经》也有"灵山之下,其木多杏"。人类种植杏树的历史是悠久的。

医用的苦杏仁来源于山杏、西伯利亚杏、东北杏、杏等味苦的种仁。

我国产杏最多的地方,要数新疆。

新疆天山,龟兹(qiū cí)古国。库车有杏,甜在心窝。

库车是我国杏树的传统种植区。《大唐西域记》中就说屈支国多杏。屈支国即龟兹国,汉时西域三十六国之一,清朝时更名为库车。清末湖南人萧雄在新疆漫游,他称赞从焉耆到库车一带,"山南山北杏子多,更夸仙果好频婆。"频婆即苹果。萧雄还注说:"江南多杏,不及西域,巴达克山所产,固为中外极品,而天山左右者亦佳。"

即使在现在的库车乡村,也几乎家家农户都有杏。换个说法强调一下,就是"几乎找不到一家没有一棵杏树的农户"。

人间四月芳菲尽,山寺桃花始盛开。

桃花是这样的,杏花也如此吗?

是的。作家沈苇告诉我们:"一般说来,城里的杏树比郊外的先开花,平原的杏树比山区的开花早,这是气温差异造成的。"

这些是多数人都知道的,但也有许多人不知道的:杏的老树总是比新树先开花。这究竟是为什么? 难道开花也是一种技艺,先行者总是比新人更为娴熟、更为出色吗?

杏树对人类的奉献是巨大的。新疆人有吃不完的杏。

一棵果树就是一座生长着的矿藏,人取自一株杏树的东西是源源不绝的。四五月间,将青杏子煮在玉米粥或汤面里,取其酸味,做出来的食物味道更好。夏至前后,杏子黄熟,人们基本上以杏子为"糇粮"了。吃不完的杏子晾制成杏干,宜于保存,一直可以享用到第二年,与下一季的鲜果衔接上。做抓饭时放一些杏干,通常是必不可少的。杏子还可以酿酒,熬制果酱。从前,库车的维吾尔族人用杏子和桑椹制作一种混合果酱,味道绝佳,装在葫芦里经三四年而不坏。

人取自一棵杏树的,其实是一棵杏树的慷慨和恩赐。

——沈苇《植物传奇》

新疆的名人,大家都熟悉的有两位大叔——库尔班·吐鲁木和卡德尔·巴克。中华民族大家庭,中华民族大团结,他们是团结大家庭中的至亲之人。

新中国的成立,使在苦水里泡大的维吾尔族农民库尔班大叔翻身得以解放,他日夜想念毛主席,要骑着毛驴上北京,把自家的杏干和甜瓜带给主席尝一尝。1958年6月28日,库尔班大叔在中南海见到了毛主席,老人与主席握手的画面,聚焦了民族团结一家亲那温馨的历史瞬间。21世纪,又一位大叔来到北京,2006年1月23日和9月10日,胡锦涛在北京两次接见了"全国双拥模范"的卡德尔·巴克。2009年8月23日,胡锦涛又在新疆接见了卡德尔,大叔送给胡锦涛一包他自己晾晒的小白杏干。新疆大叔家中自产的杏干,那是无价的宝贵礼物。

杏所奉献的不只是它的甜美和温柔,更有它火烈的毒性。苦的杏仁毒性足以害人,多食可以致人死亡。"毒药入口"被一些无知之人作为反对中医药学的理由,但正是因为杏仁有毒性,它却可以用来治病。

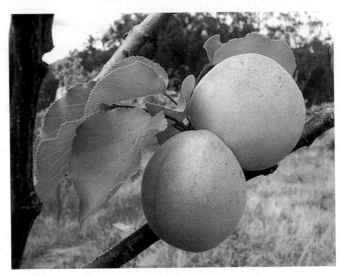

图 12　枝头有杏

杏仁入药,并不排斥它是东土还是西域所产。杏仁治病,更没有局限于仅服务某个民族。中医学的胸怀是宽广的。

杏林春暖,满园春色关不住;橘井泉香,春华秋实更芬芳。从杏到杏林,坚定了我们对祖国优秀传统文化中医学的孜孜追求。仔细品味和咀嚼,它竟给我带来如此深刻的思考——

大国崛起,离不开民族团结。大医腾飞,离不开文化融合。

肺经之药有良方

杏林医之谓,杏乃医之果。

既然杏乃医之果,就要重点讲述杏仁的药用。

杏仁入药始载于《神农本草经》,原称之为"杏核仁",列为下品。《神农本草经》给中药分类三品,"上药养命,中药养性,下药治病",简单地解说即上品为无毒的补益药,中品为无毒或微毒,下品为有毒且性烈。由此则药用的杏仁有毒可知矣。

中医应用杏仁入药疗疾,强调使用苦杏仁,这可是长期实践验证的结果。请看古代医籍中苦杏仁名称的由来途径:《神农本草经》"杏核仁"→《本草经集注》《新修本草》"杏核仁"为正名,"杏子"为异名→《雷公炮炙论》"杏仁"→叶桂《临证指南医案》始称之"苦杏仁"。

苦杏仁的植物来源有山杏 *Prunus armeniaca L.var.ansu Maxim.*、西伯利亚杏 *Prunus sibirica L.*、东北杏 *Prunus mandshurica* (Maxim.) Koehne 或杏 *Prunus armeniana L.*,药用的是其干燥成熟种子。其药材的加工方法为,从杏核中取出杏仁晒干,沸水浸泡后搓去皮尖,用时捣碎,所以有时在入药时写作"杏仁泥"。

中医学认为,五色(青、赤、黄、白、黑)—五味(酸、苦、甘、辛、咸)—五脏(肝、心、脾、肺、肾)都是有联系的。药入五脏,杏仁是专门的"肺经之药"。为什么?因为它色白。中医学有简单的说理工具——五行理论。

《神农本草经》中首言杏核仁"主咳逆上气",确认了杏仁宣肺而止咳化痰的主要功效。杏仁为肺经之药,善于宣肺祛痰、润燥下气,被誉为中医最常用的止咳化痰药,常用于治疗咳喘诸症。

中药是中医手中的兵,"用药如用兵"。所以你可以视苦杏仁为肺经的"工兵",这比较形象。"肺主气,司呼吸",中医治咳喘,首先就要考虑解决肺脏的问题。下面的三则常用杏仁方也就成为杏仁这一"工兵"参加的不同的特种部队,自然,它们的主攻治疗方向有所不同。

其一,若治疗肺热喘促,杏仁常与麻黄、石膏、贝母、沙参同用。成方如医圣张仲景著名的经方"麻杏石甘汤",这是治疗小儿外感咳嗽高热的一剂常用良方。全方"定喘除热效力彰",具有辛凉宣肺、清热平喘的功效,临床又常用于治疗急慢性支气管炎、支气管哮喘等肺热实证。

其二,治疗风热咳嗽,杏仁常与桑叶、菊花、连翘、薄荷等同用。成方如"桑菊饮",这可是出自《温病条辨》的一则名方,由清朝著名的温病学家吴瑭(字鞠通,1758—1836年)所首创。在清热解表类的方剂中,桑菊饮被后世医家称为辛凉解表的"轻剂"。

成方桑菊饮现在变身为常用的中成药"桑菊感冒片",其药性平和,解表清热之力较银翘解毒、羚翘解毒、安宫牛黄等轻微,但宣肺止咳的功效却非常突出,适用于外感风热初起,发热怕冷等症状较轻,而咳嗽、鼻塞等肺气不宣证候明显者。即使是被中医学称为"痉咳"的百日咳,应用桑菊感冒片也可取得较好的临床疗效。显然,杏仁在其中宣肺的作用是不可忽视的,但方名中并没有体现出杏仁的存在。方剂强调的是团队作战,所以个体要融入集体之中。

药理研究还证实,桑菊感冒片的解热作用与复方阿司匹林的效果相似,口服后具有吸收快、起效快、代谢迅速的特点,加之药性平和,诚为安全、有效的大众常用中成药。

其三,治疗风寒感冒之咳嗽痰多,胸闷气逆,杏仁常配伍紫苏叶、半夏、茯苓等。成方如吴鞠通创制的另一名方"杏苏散",全方的功效是发散风寒、宣肺化痰。发散风寒是其他药物的作用,而宣肺化痰主要就靠苦杏仁了。

肺疾食治选杏仁

在宋朝著名方书《杨氏家藏方》中有杏仁煎,是用杏仁配核桃仁,用于治疗虚喘咳嗽:"杏仁(去皮尖,微炒)半两,胡桃肉

（去皮）半两。上件入生蜜少许，同研令极细，每一两作一十丸。每服一丸，生姜汤嚼下，食后临卧。治久患肺喘，咳嗽不止。"此方的应用主体是肺肾两虚的中老年人。

老年人易发咳嗽、喘憋、痰多等，与肺肾功能下降有关。老年人身体的抵抗力下降，不仅吞噬细胞的活动能力减弱，降低了呼吸道的防御功能，易发生呼吸道感染，更因呼吸道黏膜上皮细胞的纤毛运动减弱，使得一些病理产物不易排出，导致痰多、喘憋等慢性呼吸道症状较为顽固难愈。像杏仁煎这样的食疗方法，寓药治于食治，长期应用，慢慢调理老年人久喘久咳，是一种不错的选择。

于是，文献中的这则杏仁煎，就被现代人变通为食治药膳，给予了"蜜饯双仁"的名字。其制作方法也很简单：

取炒甜杏仁、核桃仁各250克，蜂蜜500克。先将甜杏仁放入锅中，加水慢火煮1小时，可用勺在煮的过程中把杏仁碾碎，加入切碎的核桃仁，煮至汁稠，加入蜂蜜，用文火边加热边搅拌，至煮沸即可。晾凉后放入容器中，以备随时取用。肺肾功能虚弱的中老年人可每日两三次食用，每次5~10克。

膏方补虚显其长。这则杏仁膏方具有补肺益肾、止咳平喘的作用，特别适宜于中老年人肺肾两虚型久咳气喘之证。

杏仁润下治便秘

中医学认为"肺与大肠相表里"。简化后也许有点儿失真的解说：呼吸这事与排便这事有关系。

苦杏仁入肺与大肠经，它不仅有宣肺的功能，而且可润下。苦杏仁的作用将"肺与大肠相表里"这一中医学理论的体现得淋漓尽致。

杏仁味苦质润，它是含有油脂的。苦能下气，润能通秘，杏仁常用于治疗大便秘结、老年便秘、产后便秘等症。杏仁常配伍火麻仁、郁李仁等组方治便秘,介绍两个代表方。

其一,《伤寒论》中的麻子仁丸,是治疗小便多,大便干燥秘结的。北京中医药大学郝万山教授讲伤寒,形象地总结润肠通便的麻子仁丸——"药物组成,就是'二仁一勺小承气'。两个人喝一勺小承气,方子就记住了吧。二仁是麻子仁和杏仁,'一勺'是一个芍药,小承气就是小承气汤,这就是麻子仁丸。"此方治青壮年胃热肠燥便秘(胃强脾弱,中医谓之"脾约证")较常用。因方中除杏仁、麻子仁外,还配伍了大黄、枳实、厚朴等攻下破滞的药物,所以对年老体虚、津亏血少者,不宜久用。

其二,《世医得效方》转引自《澹寮方》中专门用于润肠通便的五仁丸,将富含油脂的五种果仁(桃仁、杏仁、松子仁、柏子仁、郁李仁)集于一方,再配上理气行滞的陈皮,润下与行气相合,以润燥滑肠为用,特别适宜用于老年人津亏肠燥便秘或产后血虚便秘。

老年人的身体变化是因衰老导致饮食与活动均减少,胃肠蠕动减少,消化吸收功能差,体液也减少,即阴津随年龄增长而逐渐亏耗等,所以易出现习惯性便秘。对于老年人习惯性便秘,五仁丸是一首具有针对性治疗作用的良方。古人倡导养老奉亲,有"为人子者不可不知医"之说,所以对五仁丸,习医者是不可不留心识之的。

中国传统文化倡导家庭和谐与人文关怀,其中有如"事亲者当知医"的观念。关于"为人子者不可不知医",考此语出自《旧唐书·王勃传》:"勃尝谓人子不可不知医。"这一孝道之举后屡被习医者所推崇。清·黄凯钧(1644—1911年)《友渔斋医话》就以"为人子者不可不知医"为篇名,论述知医行孝的观念。

李时珍在《本草纲目》中记录了一则用杏仁治疗食积便秘的医案,可借此加深对杏仁治便秘的认识。

"《医余》云:凡索面、豆粉,近杏仁则烂。顷一兵官食粉成积,医师以积气丸、杏仁相半研为末,熟水下,数服愈。"

原来,这则医案最早是《医余》中记载的。对这则医案,可以从很多方面进行联想。

其一,患者"一兵官",系有地位的指挥者,缘于有条件得到充足的食物供应而得病,《名医类案》载此为"食粉多成积"。其食积的原因是吃多了。

其二,所食之"粉"究为何物? 索面,是南方很早就有的一种用白面制备的干面条,宽扁、细圆者皆有。兵官所食之粉或为白面或为豆粉,米粉的可能性小。习惯于米食而不习惯于面食,易造成积滞,他是一个南方人的可能性较大。

其三,治以"积气丸"与杏仁各半,从气入手而治,针对的难道不是食积,而是继而造成气滞的病机? 或气滞后食积,或食积引发气滞,二者是互相联系的。

其四,治用散剂(研为末),"散者散也",用开水送服,在剂型上的选择也很对症。

通过以上的猜想,再回味这则杏仁治食积的医案,记载虽然简略而不简单,确实很有代表性。

苦杏仁有润肠通便功用,除了质润泻下而外,此医案也正是可以从肺与大肠相表里来给以解释的。李时珍就在上文治食积的医案前明言,"杏仁能散能降",故有"消积"作用,更好理解。

杏仁还可治胸痹

胸痹有轻重之分,重者表现为胸中急痛,胸痛彻背,这正是西医学诊断冠心病心绞痛的表现;其症状轻者,以胸闷短气为主。杏仁可用于治疗胸痹之轻症。凡饮邪上乘,影响及肺,胸中气塞、短气,或兼见咳逆吐涎沫者,用之最宜。在治疗胸痹时,杏仁多配伍陈皮、生姜、茯苓、瓜蒌、枳实等。

用杏仁治胸痹，胸中气塞，短气，医圣张仲景有茯苓杏仁甘草汤。原方用"茯苓三两，杏仁五十个，甘草一两。上三味，以水一斗，煮取五升。温服一升，日三服，不差，更服。"

若心气痛，闷乱，可用"山杏仁（炒令香熟，去皮尖、双仁）二两、吴茱萸（汤洗，焙干，炒为末）十二钱。为末，丸如弹子大。发作时每服一丸，温酒化下；如不饮酒，即用热汤。"这是《圣济总录》卷五十五中的山杏煎。

药酒是中医治疗胸痹的常用剂型。清代李文炳辑有方书《仙拈集》，该书又名《李氏经验广集良方》。在书中有一则药酒方——杏姜酒，治一切胸膈结实。药用姜汁、杏仁汁煎成膏，酒调下。

饕餮解馋饮杏酪

现在的杏仁有苦、甜之分，这是常识。

如果从植物发生学的观点来考查，则最初的杏仁并没有甜的，它具有毒性，因为它含有氢氰酸。苦苦的杏仁才能保护自己的种子不被动物侵害，这也许是杏仁含毒的本意吧。但缘于人类长期的种植或杂交，使得在一些杏树中出现了甜杏仁的变化。

甜杏仁无毒而多供食用。

前面已经讲到《杨氏家藏方》中治疗虚喘咳嗽杏仁煎，在变身为"蜜钱双仁"之后，其选材由中药苦杏仁变成了取自食材的甜杏仁，从而完成了由药治到食治的过程。

甜杏仁供食用，有不少的人喜欢杏仁的风味。下面的杏仁茶文献可供饕餮者目食。

杏仁茶又称杏仁酪或杏酪。清初朱彝尊《食宪鸿秘》中记载了"杏酪"的做法：

"京师甜杏仁用热水泡，加炉灰一撮，入水，俟冷，即捏去皮,用清水漂净,再量入清水,如磨豆腐法带水磨碎。用绢袋榨汁去渣,以汁入调、煮熟,如白糖霜热啖。或量加个乳亦可。"

清嘉庆年间进士、山东栖霞人郝懿行(1757—1825年)《晒书堂笔录》中所载杏酪(杏仁茶汤)的制法为:

"取甜杏仁,水浸,去皮,小磨磨细,加水搅稀,入锅内,用糯米屑同煮,如高粱糊法。至糖之多少,随意掺入。"

清末翰林学士、陕西人薛宝辰《素食说略》也有类似的描写:

"糯米浸软,掬极碎,加入去皮苦杏仁若干,同掬细,去渣煮熟,加糖食。"

杏仁茶这一小吃,因为香甜适口,滋味颇佳,更得到诗人的赞美:

清晨市肆闹喧哗,润肺生津味亦赊。一碗凉浆真适口,香甜莫比杏仁茶。

——清·雪印轩主《燕都小食品杂咏·杏仁茶》

药用苦杏仁防中毒

苦杏仁入药的常用剂量为5~10克,因有小毒,所以用量不可过大,生品入煎剂宜后下。对于阴虚咳嗽及大便溏泄者应慎服,婴儿慎用。

苦杏仁的毒性值得重视,而且是必须的,苦杏仁中毒可引起严重后果。

1959年,江苏省南通市医药总店饮片加工场,有一青年职工叫沈俊臣,因尝食了专供中药配方使用的炒苦杏仁而中毒,经抢救无效最终死亡。

因误食而引起的杏仁中毒多发生在杏子成熟的季节。有的人有吃完杏肉砸核取仁吃的习惯,如果是甜杏仁一般引起中毒的机会较少,但如果是苦杏仁就容易导致中毒。因为苦杏仁的毒性是甜杏仁的数十倍。

苦杏仁中毒潜伏期一般为 1~2 小时。在进入胃肠道之后，杏仁中所含有的苦杏仁苷在苦杏仁苷酶的作用下，分解出可严重影响细胞功能的氢氰酸，对中枢神经系统造成严重危害。小儿误食苦杏仁数粒至 20 粒即可出现中毒症状，初期一般表现为口苦涩、流口水、头晕、头痛、恶心、呕吐、心慌、四肢无力；继而会出现心跳加速、胸闷、呼吸急促、四肢肢端麻痹；在严重的情况下呼吸困难、四肢冰凉、昏迷惊厥，甚至出现尖叫。可从中毒者口中嗅闻到苦杏仁的味道；最终导致中毒者意识丧失、瞳孔散大、牙关紧闭、全身阵发性痉挛，因呼吸麻痹或心跳停止而死亡，尤以儿童中毒的死亡率较高。

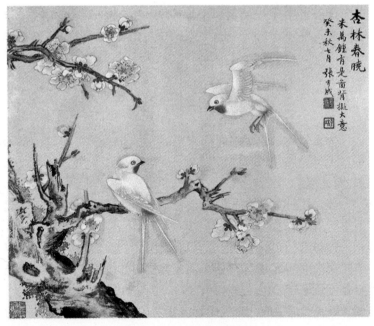

图 13　张守成杏林春晓图

甜杏仁食用,也要经过长期的浸泡,增加安全性。若食用凉拌杏仁小菜,必须用清水充分浸泡,再敞锅蒸煮,促进毒素的挥发,同时要注意不宜一次吃得太多。

荐举杏花为国花

"中国该有国花了,它应是杏花!"

说这话的单之蔷先生,是现任《中国国家地理》杂志主编。这是我从他的博客中读到的一篇精美的网文。

"在传统的概念里,杏花多与江南烟雨关联。但事实上,杏花是中国分布最广的花种之一(从黑龙江一路绵延至新疆、西藏),与很多民族关系紧密(从朝鲜族、蒙古族、回族所在之地,到维吾尔族、哈萨克族、塔吉克族、柯尔克孜族聚居处,都有杏花的影子),并且形态多样(在江南烟雨中呈娇弱之态,却在荒凉的帕米尔高原显冷峻之势)。它是否可以成为中国的国花?"

中国人口众多,世界第一,更是一个多民族的国家。说到国花的评选,已有影响较大的几次动议,无论是提议评选一种国花(梅花)的方案,两种国花(梅花+牡丹)的方案,还是四种国花(春牡丹、夏荷花、秋菊花、冬梅花)的方案,最终却总是见仁见智,难决高下。涉及的这些花,确实具有比较丰富的中国文化元素。若从广泛的涵盖性、博大的包容性、品种的多样性、经济的实用性等多元角度来看,杏花身上具有最能体现中华民族大团结的中国元素。由之,单之蔷主张将杏花作为中国国花的提议,最为适合。

花开遍中国,杏是梅同宗。看到单之蔷的论证,真的让我的眼光发亮。

"杏花,是中国东西南北的花,各民族的花。"中国人的生活中,东南西北都有杏花相伴。杏花与不同民族亲密相处的精美镜头,在单之蔷的笔下化作精美的文字:

　　杏花与维吾尔族。在新疆伊宁县一座已有上百年历史的杏园里,杏花已经完全绽放开来,一户维吾尔族人家正在杏园的凉亭里聚会。在新疆,几乎凡有维吾尔族人的地方,就有杏花。但和野外的大面积杏花不同,维吾尔族的杏园多在有人居住的地方,吃饭、游玩等人们日常生活里的大多数活动都在这里进行,杏园里常见的凉亭,就是为满足这些功能而设的。天气好的时候,人们会直接在杏树下铺上垫子聚会,有风吹来时,杏花大片落下,像杏花雪,每过几分钟,就要用手扫一扫杏花才能继续活动。杏花与维吾尔族的关系如此紧密,以至有人说:"没有杏花的春天,就不是真正的春天。"

　　杏花与哈萨克族。在白色的雪山和浓密的绿色森林映衬下,两位哈萨克族牧民从远处骑马扬鞭而来,点缀在他们之间的,是山谷里一树树盛开的粉色或白色杏花。这条山谷属于新疆巩留县库尔德宁,每当春天来临,山谷里遍布杏花,堪称"杏花沟"。以"杏花沟"闻名的,还有距离这里不远处的新源县吐尔根。这两处杏花沟都是野生杏林,杏花会从平原河谷渐次开放到山坡上,甚至直抵雪岭云杉分布下线,非常壮观。这里主要居住着哈萨克族,欣赏杏花景观时,可以同时领略哈萨克族风情。

　　杏花与塔吉克族。两个顽皮的塔吉克族小孩儿爬上杏树嬉闹,家长站在院落里"围观"。杏花刚开放两三日,正是最好的时候。杏树遒劲的枝干斜伸过屋顶,硕大的树冠像华盖一样覆盖住整个院落,灿若云霞的杏花,点缀着背后荒芜的山峦。这只是新疆叶尔羌河谷里一个局部特写,假如镜头可以无限上摇,你会看到在一条长达上百公里的河谷里,密集地分布着这样明丽的杏花村。随着河谷支流和塔吉克族聚落的延伸,杏花村也同时"渗透"进更深的山谷里。在更西端柯尔克孜族所在的阿图什等地,也有同样灿烂的杏花景观。

　　杏花与蒙古族、藏族。在西藏林芝地区的河谷地带、南迦巴瓦雪峰脚下,杏花或者独自开放,或者与桃花争奇夺艳——这一带桃花名气太盛,以至掩盖了杏花,甚至有人以为西藏没有杏花,但是在杏属下辖的 10 个种中,其中一个即为藏杏。在主要生活着藏族人的川西和藏东南地区,常能见到藏杏。杏属下辖的 10 个种还包含西伯利亚杏,在生活有蒙古族的东北、内蒙古一些地区常能见到。在吉林省的包拉温都野杏林,几个身着盛装的蒙古族青年骑马穿过。

杏花与回族、朝鲜族。回族人的日常生活也与杏花有着千丝万缕的联系,不论是在回族人散居的新疆部分地区,还是聚居的宁夏、甘肃等地,都能见到杏花的影子。吉林省延边朝鲜族自治州也有大片杏花分布,有的甚至直接以"杏花村"命名。在龙井市开山屯杏花村,一树造型优美的杏花在尚未播种的田野里怒放,一位漂亮的朝鲜族姑娘正带着小孩子在一旁观赏,她们身后是典型的朝鲜族民居。

杏树在中国广泛分布,在很多地区规模可观,这使杏花节的举办成为可能。杏花成为观赏景观也源于其自身的开花特点:杏花开花早于其他果木,花开先于叶展,花色随花期进展逐渐变淡。尽管单花开放的时间大部分仅为两三天,整株杏树的花期也仅为 8~11 天,但这丝毫不影响人们赏花的热情。如果将近两年较知名的杏花节举办地绘制到图上就会发现,杏花节从城市到乡村,从山野到园林,几乎遍布了长江以北的每个省区。

"国花,顾名思义,指能代表一个国家完整领土、悠久历史、灿烂文化,并象征民族团结的花。成功的国花,能增强民族凝聚力、蕴含精神力量。"(单之蔷语)在中国国花候选的队伍中,我愿意为单之蔷的提议点个赞:

如果选举国花,我们大力推荐杏花!

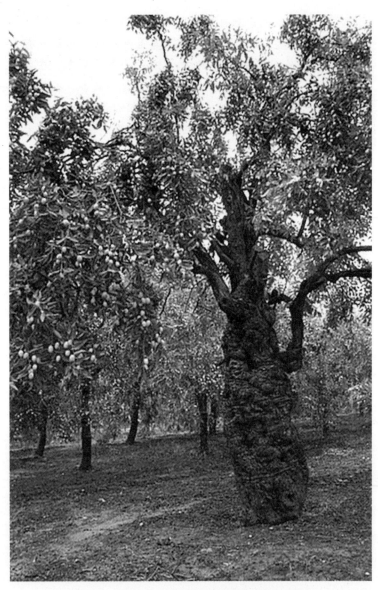

图 14　山东乐陵千年枣树森林公园中的古枣树

大红枣儿甜又香

北园有枣树，布叶垂重荫。外虽绕棘刺，内实有赤心。

——晋·赵整《讽谏诗》

人言百果中，惟枣凡且鄙。皮皱似龟手，叶小如鼠耳。胡为不自知，生花此园里。岂宜遇攀玩，幸免遭伤毁。二月曲江头，杂英红旖旎。枣亦在其间，如嫫对西子。东风不择木，吹煦长未已。眼看欲合抱，得尽生生理。寄言游春客，乞君一回视。君爱绕指柔，从君怜柳杞。君求悦目艳，不敢争桃李。君若作大车，轮轴材须此。

——唐·白居易《杏园中枣树》

农谚说"旱瓜涝枣"。

旱天里长出的瓜，糖分高吃起来香甜可口，如果雨水多的话，长出的瓜水气大不甜。雨水多结出的枣子脆，水分足，吃口好。

2009年春夏，山东地区的雨水比较充沛。暑期回胶东老家，故乡山坡上的一棵枣树还不太大，但结枣真多，压弯了枝头。

枣树的主人说：开花时节忘记砍树皮了，怕坐不住这么多的果儿呢。

砍树皮？对！枣树是需要环状剥皮的。因枣树皮多皱褶而似盔甲，这一做法很文雅的称为"开甲"。"开甲"主要是为了提高坐果率。

虽然还不是枣儿成熟的季节，却勾起对大红枣浓浓的思念。

八月剥枣诗意浓

"我家门前有两棵树,一棵是枣树,另一棵也是枣树。"

在鲁迅的眼中,门前的枣树一定是美的,所以他才会这样说。

但枣树毕竟是平常的。枣树的叶子细小而密集,没有婆娑的身影。即使五月枣花开时也不引人注目。枣花是浅绿的,带点儿浅黄,那花骨朵很小,花瓣更是只能以狭小称之。枣花往往被掩藏在茂密的绿叶之中,稍远些是看不见枣树开花的。

"皮皱似龟手,叶小如鼠耳",有的人由此认为枣树既凡且鄙,而在诗人白居易的眼中,"东风不择木",枣树显然是值得在游春时特别回视一眼的。

虽然没有香气迷人,但不起眼的枣花是能吸引来蜜蜂的,也许蜜蜂爱的是枣花的婀娜与单纯。

人们不仅喜爱蜜蜂酿成的琥珀色的枣花蜜,更盼望着秋后收获那大红的枣子。

关于枣儿何时成熟,老百姓的俗话说:

"七月十五枣红圈儿,八月十五枣落竿儿。"

八月枣熟之时,只是虚挂在树上,用长竿轻轻划拉树枝,红枣就一个个掉在地上,等待着人们把它捡起来——红枣收获的时节来到了。

收获了红枣,农民把它们摊晾在平地或房顶上,晒干后以备长期享用。

晒红枣是一件颇有诗意的事情,古代的诗人们有许多佳句来描绘。让我们来看两个诗意的场景。

其一,檐瓦晒枣。

唐朝的孟郊与韩愈秋日在一起饮酒联诗,看到乡村的孩子们追逐着家禽嬉闹玩耍,而农家的房檐上晒着的红枣已经发

皱,孟郊遂开口咏吟到:

"村稚啼禽猩,红皱晒檐瓦。"

其二,"田舍翁"的悠闲。

白居易晚年退居于洛阳,庭院中鸡犬鸣叫,儿童们追逐戏闹。正是秋日之时,池塘的水中泡着苘麻,庭园中晒满了红枣。他闲坐于槐亭院中的大槐树下,敞开衣服任秋风吹拂。如果别人问怎么称呼自己,诗人想自己就是耕田的农夫——"田舍翁"。

婆娑放鸡犬,嬉戏任儿童。闲坐槐阴下,开襟向晚风。沤麻池水里晒枣日阳中。人物何相称,居然田舍翁。

——唐·白居易《闲坐》

中国人食枣和栽种枣树的历史相当久远,其广泛种植可追溯到西周。《诗经·豳风》中有"八月剥枣,十月获稻"之句。

春秋战国时期,诸侯王室的庭苑中就多种枣树。秦国有一年发生饥荒,丞相应侯就对秦王请求,把大王庭苑中的大枣和栗子分发给饥民食用吧。

大枣在2500~3000年前,由我国传到西亚,于纪元初传入地中海沿岸国家,1837年才由欧洲传到美洲。

野生驯化品种多

枣树为鼠李科落叶灌木或乔木,其适应性很强,平原、丘陵、旱涝之地都能生长。以山东、河北、河南为主要产地。北魏贾思勰《齐民要术》有"旱涝之地,不任耕稼者,历落种枣,则任矣。"

看明白了吧。枣树是既抗旱,又耐涝。所以,涝枣、旱枣的说法都有,谚语中不只是说"旱瓜涝枣",还有说"旱枣涝梨"的。后者的意思是说,干旱年份枣树丰产,收成好,雨水大的年份梨树产量高,而枣树收成低。枣抗旱性强,需要水分少,而梨果发育需要较多水分。

　　一般认为，枣树是由野生的"棘"驯化而来。棘就是酸枣树，经过几千年的驯化，出现了许多优质的大枣品种。

　　北方出产的一种枣最好，堪称异木。许多这种特殊的大枣形成了"枣林"，出产的枣儿"熟赤如朱，干之不缩，气味润泽，殊于常枣，食之可以安躯，益于气力"。《神异经》中记载的枣林这个地方，到底该是山西的枣林镇，还是陕西的枣林镇？这可不好说，许多人该说了，那就是俺家村北的那片枣树林。

　　说地名中有枣林啊，地名中还有枣庄呢。山东枣庄以出产优质大枣而闻名。都说还是记忆中滋味最美好，到底有多好？请看上海陈存仁在 20 世纪 20 年代第一次吃到山东大枣时的描写：

　　"火车进入山东境内，地近枣庄，有一种红枣，颜色鲜红，形如鸡心一般……那个小贩取出一粒红枣，朝地下一掷，竟然砰然有声，分裂成两三块，足见这种红枣清脆异常……开始吃枣，枣既脆得不得了，甜亦甜得很适度，而且是无核的……"

　　中国之大，还有更多著名的大枣品种。山东乐陵的金丝小枣，果肉拉开，银丝不断，被赠以"枣王"之美称。山东聊城、茌平的圆铃枣，也是枣类良种。茌平加工的乌枣，又称熏枣，枣色深紫油润，形大而核小，枣肉肥美细腻，有特殊的香甜味。北京密云小枣，核小肉脆味甜美。陕西无核枣，果肉甜如蜜。山西稷山板枣，呈长圆形，体大肥硕。山西运城的安邑贡枣，又叫相枣，果大味甜。浙江的义乌枣，自花不孕，必须与马枣混栽。还有陕西彬县晋枣、河南灵宝大枣等。

　　近年来，名噪全国的山东优质大枣品种——沾化冬枣，让多少人思之念之。该品种因成熟期晚而得名，约 10 月上中旬成熟，又名冻枣，其个大果圆，且状如小苹果，鲜果平均重 25 克左右，皮薄欲胀，具有色、香、甜、脆兼具的特征。色——青红亮丽，香——馥郁纯正，甜——醇厚甘甜，脆——落地即碎，保存期长。冬枣在鲜食枣中堪称第一，成为大枣家族中的新宠。

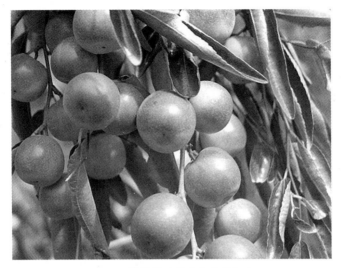

图 15　挂满枝头的山东沾化冬枣

干果红枣中的佼佼者,尤其喜爱西来的佳品——新疆大枣,个大饱满、色泽红润、核小肉厚、甘甜爽口。

杜甫《百忧集行》中有诗曰:

"忆年十五心尚孩,健如黄犊走复来,庭前八月梨枣熟,一日上树能千回。"

诗人生动地回忆了树上鲜枣对少年郎的巨大诱惑力。

大枣干鲜食用均可,鲜枣甜脆,味美可口,干枣可长期储存,随时享用。

充饥之时苦作乐

古人将枣晒干储备以作充饥之物。

陆游曾自嘲地在诗中述说自己苦中作乐时的生活状态:早上只能吃瓮中腌制的咸菜,晚餐多亏储存的两囷（qūn,古代一种圆形的谷仓）枣来应付。舂米只能煮成粥来喝,存下的布头只够为孙儿做条开裆裤。但有枣可食的日子还是能够让诗人"自矜"地谈天说地而使宾客"绝倒"。

> 野叟身常杂佣保，荜圊荒庭自锄扫。小儿耕养菫菫足，大儿游宦垂垂老。朝餐未破百瓮齑，晚饷犹存两囷枣。春粳但僦翁作糜，储帛才堪孙裂襁。贤愚元自一王尊，痴钝宁论万冯道。可怜对客犹自矜，谈道能令君绝倒。

——南宋·陆游《自嘲》

大历二年（767年），是杜甫漂泊到夔州的第二年。他居住于一草堂之中，生活靠朋友接济。院子里面有几棵枣树，西邻一位无依无靠的老婆婆常来院里捡枣、打枣充饥，杜甫从不干涉以成全老人。搬离此地时，杜甫将院子借给了从忠州来此地任司法参军的亲戚吴郎。吴郎住下后，出于保护财产的目的，为院子扎起了篱笆墙。杜甫知道后，立即以诗代简，劝阻吴郎。告诫吴郎应怜悯这位没儿没女的老婆婆，不但取枣要任由所取，还应该提供一个较为亲善的环境，让她感到自然，不致恐惧。筑篱笆墙虽然是为了防多事之人，可也一定要顾及穷困。这是真正的人间大爱！诗篇充满了温情和仁爱，展示了其悲天悯人的博大胸怀，无怪乎他能够发出"安得广厦千万间，大庇天下寒士俱欢颜"的宏愿。

> 堂前扑枣任西邻，无食无儿一妇人。不为穷困宁有此？只缘恐惧转须亲。即防远客虽多事，便插疏篱却甚真。已诉征求贫到骨，正思戎马泪盈巾。

——唐·杜甫《又呈吴郎》

百益一损者枣

大枣的益处多多，受到众多的称赞。《清异录》载："百益一损者枣，故医氏目为百益红。"

宋朝以前，大枣又有"扑落酥"之雅称，不仅如此，宋朝医家寇宗奭还称其为御枣,有"甘美轻脆,后众枣熟,而易生虫,今人所谓扑落酥是也。"而古代更有美枣之称。

说到大枣不能不联系到"囫囵吞枣"的成语,该成语源出自元代白珽(tǐng)《湛渊静语》中的一则故事,其大意是说:

从前有人在介绍生梨和红枣的功效时说,生梨对人的牙齿有益,却能伤脾;而红枣正相反,能健脾,却有损牙齿。有一人听到他这样说,就自作聪明地讲,我有好办法,吃生梨时只用牙齿嚼,不往肚里咽;吃枣子时不用牙齿嚼,直接咽到肚子里去。不是可以两全其美吗?

客有曰:"梨益齿而损脾,枣益脾而损齿。"一呆弟子思久之,曰:"我食梨则嚼而不咽,不能伤我之脾;我食枣则吞而不嚼,不能伤我之齿。"狎者曰:"你真是囫囵吞却一个枣也。"遂绝倒。

——元·白珽《湛渊静语》

后来人们根据这个故事引申出"囫囵吞枣"这一成语,常用来比喻理解事物笼统、含混,或学习时生吞活剥、不求甚解。

大枣自古至今都是重要的药食两用佳品。《战国策》中苏秦游说六国,劝说燕文侯之时,说燕国"民虽不由田作,枣栗之实,足食于民矣"。在伊斯兰教中,枣子被视为维持人的生命力的重要食物,在"斋戒月"里,虔诚的教徒每天在日出之后至日落之前不进食物,食枣对人的精神和体力皆有益,防治百病。因此在伊斯兰教的经典《古兰经》里,枣子被赞为"生命之果"。

在我国最早的药物学专著《神农本草经》中,将大枣列为"养命可常服"的上品药物。大枣因加工方法不同而有红枣、黑枣之分,入药则首选红枣。

清初江南名医张璐(1617—1699年)从医六十余载,他在79岁高龄时完成了《本经逢原》,这是他众多医学著述中唯一的一部论述药物的佳作,书中明确指出:"古方中用大枣,皆是红枣。"

大枣入药，以色红、肉厚、饱满、核小、味甜者为佳。

药用大枣可补益

大枣味甘性微温，入脾、胃、心、肝经。功能补脾和营，益血止血，养心安神，缓和药性。这是中医对大枣药性的认识。

大枣为中医常用药，广泛用于治疗脾胃虚弱，食少便溏，倦怠乏力，气血不足，心悸怔忡，妇人脏躁等症。据统计，东汉名医张仲景《伤寒论》中所载113个方剂，有半数以上的方子中都配用了大枣。大枣的补血作用，对血小板减少性紫癜及过敏性紫癜等顽固性出血疾病有较好疗效。

大枣在药用时一定是连核的，而且要求擘开后入煎剂。当然，如果系制备中成药，需要单独取用枣肉时，则不在此列。

在中医汤剂处方上，有时常见到"姜枣为引"，意即该汤药以生姜和大枣为药引。大枣和生姜是中药配伍中最常见的药对（如生姜与大枣、乳香与没药），也是中医汤剂用药中最常用的药引。大枣与生姜配伍后，能增进食欲，帮助消化，从而有助于其他药物的吸收和发挥作用，故姜枣同用常作为补益剂和治疗营卫不调处方中的辅助品。

对此姜枣配伍，有不少名家论述。

清朝著名的儒医陈修园在《本草经读》中说：

"生姜与大枣同用者，取其辛以和脾胃，得枣之甘以养心营，合之能兼调营卫也。"

著有《本草思辨录》的清末名医周岩解释说：

"生姜味辛色黄，由阳明入卫。大枣味干色赤，由太阴入营。其能入营，由于甘中有辛，惟甘守之用多，得生姜乃不至过守。生姜辛通之用多，得大枣乃不至过通。二物并用，所以为和营卫之主剂。"

而近代名医张锡纯更用"妙品"二字来称赞姜枣同用之

配伍：

"大枣若与生姜并用，为调和营卫之妙品。"

可以看出，中医运用姜、枣配伍意义甚大，许多方中都少不了这两味日常最为普通的食物。

枣治脏躁有名方

《金匮要略》中的甘麦大枣汤，是妇女脏躁病的常用方，专为治"脏躁"而设：

"妇人脏躁，喜悲伤欲哭，像如神灵所作，数欠伸，甘麦大枣汤主之。"

"脏躁"是一个中医病证名，表现为无缘无故而发悲愁，或为芝麻小事而哭泣、大闹，或伴有失眠，甚至昏迷、狂躁、频频打呵欠等。中医学认为，此病多由心血虚少、肝气郁结所致，是脏腑功能失和所造成的。如何治疗？补脾调肝。凡具有上述症状表现者，无分男女老幼，皆可使用甘麦大枣汤治之。

此方的组成却也简单，现代常用的剂量是：浮小麦15~30克，甘草9克，大枣7~9枚。水煎成汤，饮汤食枣即可。药仅三味，而且全是平常可食之物。此方充分体现了中医药食两用的精髓。

由于大枣是方中重要的药物，所以古代医生有时干脆简称这个方子为"大枣汤"。

古代名医应用本方有神奇的疗效，并有传奇验案流传。

许叔微（约1080—1154年）是南宋时的一位名医。他遇到一位妇女患了脏躁病，"悲泣不止"。他就想到了大枣汤这一古方，于是备好了药给她服用。还真灵验，"尽剂而愈"。对于自己的医术，他自己都说："余读仲景书，用仲景法，而未尝泥于仲景方，斯谓得仲景之心"。但对于验证甘麦大枣汤治疗脏躁症的疗效，还是不得不佩服"古人识病治方妙绝"。

同样是在南宋时，有一位叫程虎卿的妇人在妊娠四五个月时得了脏躁病，"惨戚悲伤泪下"，求医拜神都治不好。有一位叫管周伯的人告诉程说，我家先人曾经告诉我，治这种病用大枣汤就行。都说过去儒皆通医，这位程虎卿可能也略通医吧，连大夫也没去找，而是自己把这个方子抄来"借方治病"，竟然"一投而愈"。此事让当时的妇科名医陈自明（约1190—1270年）得知了，就记录在了自己撰写的中医妇科学专著《妇人大全良方》中。

甘麦大枣汤主治的这两个病案，是很有代表性的，于是，伟大的药物学家李时珍在《本草纲目》中论述大枣之时，就一并收录了进来。

许叔微《本事方》云：一妇病脏燥，悲泣不止，祈祷备至。予忆古方治此证用大枣汤，遂治与服，尽剂而愈。古人识病治方妙绝如此。又，陈自明《妇人良方》云：程虎卿内人，妊娠四五个月，遇昼则惨戚悲伤泪下，数欠，如有所凭。医巫兼治，皆无益。管伯周说：先人曾语此治须大枣汤乃愈。虎卿借方治药，一投而愈。

——明·李时珍《本草纲目·果部》

从张仲景创制此方到两千年后的今天，甘麦大枣汤一直是中医治疗"脏躁"常用的方剂之一。后世医家在临床实践中扩大了本方的治疗应用范围，凡神不守舍、情志抑郁属于心血不足、心失所养所致者，都可以以本方为基础加减治疗。甘麦大枣汤能养心安神，神缓和中，有镇静神经的过度兴奋，缓解急迫性痉挛的作用。

现在临床上将甘麦大枣汤应用于更年期综合征、神经官能症、不眠症、歇斯底里症、幼儿夜啼症、百日咳、梦游、癫痫、胃痉挛，以及因肠胃虚弱而容易疲劳、频作呵欠、窦性心律不齐、心脏神经官能症等见有心悸脉促，属于心经气阴两伤者。

大枣可作毒药载体

远在《周礼》之中即有"聚毒药以供医事"。中医用毒药治病的历史极其久远,而大毒、剧毒之药往往用于攻克顽症痼疾。然用毒药之时,必须注意取利避害,治病的同时要避免药物对人体的毒害。

大枣就是一味很好的毒药载体,古代常用其与毒药同用,以求减轻或缓和毒性。如李时珍将剧毒药斑蝥去头翅后,放入去核的大枣中煨熟,去斑蝥而食枣,用于治疗反胃呕吐。过去外科常用的治疗走马牙疳(即坏疽性口炎,又称口颊坏疽)的名方信枣散,是将剧毒的砒石放入去核的大枣中,烧枯后与黄柏共研细末,即成。

关于大枣当作药物的载体,不妨举"药枣巧治病孩"的经典案例:

清朝名医王旭高(1798—1862年),号"退思居士"。曾治一幼龄病孩,形瘦面黄,痰多食少,昼日咳嗽,夜卧则喉中喘吼有声,病已半年,"而性畏服药"。诊为脾虚而湿热痰蒸,阻之于肺。因病儿不肯服药,遂用药枣法。取人参、茯苓、白术、甘草、二陈、苍术、厚朴、川贝母、榧子,共研细末。另取大枣100枚,去核,将上药末纳入枣中,用线扎好,每枚大枣约入药末2分为准。再用葶苈子30克,煎汤煮枣,待枣软熟,不可大烂,取出晒干,患儿饥时将枣细嚼咽下一枚,每日可用五六枚。使用这种药枣疗法之后,竟收佳效。

这位病孩畏惧服药,王旭高就巧用药枣,变药治为食疗,实变通之法,独具匠心。而他所用的方法,当首见于元朝名医葛可久。葛可久擅治虚劳,所创"白凤膏",即以大枣去核,纳入参苓白术散,置于黑嘴白鸭肚中,加酒用火煨烤,吃枣食鸭,药食同用,而无苦药之累,实为巧法。两位名医,各现高招。即在今日,以上诸法犹有应用与参考价值。

历史上,却有把枣当作藏毒的媒介用来杀人。这就是三国时"毒枣杀弟"之事。

这牵涉到了一桩历史谜案,曹丕在登基后,他的兄弟曹彰壮年暴亡,有些不明不白。《世说新语》为人们提供了一种版本的幕后故事:

曹丕登基为帝,他的弟弟任城王曹彰骁勇壮猛,且手握兵权,令他十分忌惮。有一次,他们在母亲卞太后的住所一起下围棋。曹丕准备了鲜枣,却暗藏毒药于枣蒂中,两人边下棋边食用。曹丕专挑没毒的吃,而曹彰不知情,把毒枣吃了下去。不一会儿,曹彰毒性发作,卞太后赶紧找水救曹彰,想让他大量饮水后,呕吐以排出毒物。但曹丕事先让人毁掉了所有的瓶罐。情急之下,卞太后光着脚跑到井边,却没有东西用来汲水,结果曹彰中毒死去。

魏文帝忌弟任城王骁壮,因在卞太后阁共围棋,并啖枣。文帝以毒置诸枣蒂中,自选可食者而进。王弗悟,遂杂进之。既中毒,太后索水救之,帝预敕左右毁瓶罐,太后徒跣趋井,无以汲,须史遂卒。复欲害东阿王,太后曰:"汝已杀我任城,不得复杀我东阿!"

——南朝宋·刘义庆《世说新语》

兄弟相残,如此悲剧!赤心的红枣,却被用作道具。

缓和药性十枣汤

药用疗疾时,将大枣直接配入毒性较大或药性较剧烈的处方中,更是充分体现了大枣具有缓和药性的作用,名方如大枣与葶苈子组成的葶苈大枣泻肺汤,大枣与甘遂、大戟、芫花配伍成十枣汤等。

十枣汤这则成方出自张仲景《伤寒论》中,为峻下逐水的一首方剂,因为药性峻猛,所以临床应用不多。可它的治疗对象却是诸如现代诊断的肝硬化腹水、血吸虫腹水、渗出性胸膜炎等顽固性疾病。毒药如蛇蝎,特别提醒初涉医药者,是不可对此方轻易试药的。

其组方:芫花、大戟、甘遂各等分,制成散剂。大枣10枚,煮取枣肉纳入药末服用。具有逐水散饮的功效。

因为应用的药物除大枣外皆是毒性较大的,故不宜作煎剂。且服用时必须空腹,从小剂量0.5~1.0克,逐渐增加到1.5~2.0克。

用十枣汤为名,也许是医圣强调药物救生的主旨。使用这一峻剂,每次均用十枚大枣肉送服药物,是为了益气护胃,缓和药物的毒性。用毒药针对疾病,用枣护胃不致伤生。清朝名医费伯雄在《医方论》中对医圣的用药目的是这样解释的:

"仲景以十枣命名,全赖大枣之甘缓,以救脾胃,方成节制之师也。"

美味"药丸"丰富营养

被誉为"生命之果"的大枣,含有的营养成分是很丰富的。

大枣枣肉中含有蛋白质、氨基酸、糖类、有机酸、多种维生素、核黄素、胡萝卜素,以及微量元素钙、磷、铁等。大枣中还含有黄酮类、环磷酸腺苷等。据测定,每百克鲜枣中含糖类20%~36%,干枣中更高达55%~80%,维生素C 300~600毫克,是柑橘的8~17倍,香蕉的50~100倍,鸭梨的75~150倍,苹果的50倍以上,大枣中维生素P的含量比公认的含维生素P丰富的柠檬还要高,故大枣有"天然维生素丸"的美誉。原来红红的大枣竟然是美味的"药丸"。

大枣有保护肝脏、增强肌力和增加体重的功效,具有明显的补血作用,其所含环磷酸腺苷,广泛参与调节细胞的生长、代谢和其他功能活动,是存在于细胞膜上的一种重要物质。大枣中的三萜类物质能抑制乙肝病毒和单纯性病毒的活性。类黄酮物质具有抗氧化、抗细胞突变作用。大枣多糖具有免疫兴奋和抗氧化作用,是大枣补气生血的主要活性成分,经过深入研究得以阐明,升高血象和血清粒细胞—巨噬细胞集落刺激因子(GM-CSF)水平是大枣补血主要的作用机制。

"古之人不余欺",中医称"甘味入脾","脾统血",现代医学证实大枣是补脾生血的,从一个侧面说明了指导临床实用的中医传统理论并非无源之水、无本之木,而是有着深厚的根基和巨大生命力的。

食用大枣也有禁忌证。如明朝著名医家李梴在其编撰的《医学入门》(刊于明万历三年,即1575年)中指出:"心下痞,中满呕吐者忌之。多食动风,脾反受病。"明朝名医缪希雍在所撰《神农本草经疏》(刊于1625年)中指出:"小儿疳病不宜食,患痰热者不宜食。"明朝李时珍在《本草纲目》中认为,多食枣损齿。因此,凡有湿痰、积滞、齿病、虫病者,均不适宜多食大枣。

不尽的大枣情思

"大红枣儿甜又香,送给亲人尝一尝。"

枣儿除了鲜食干食,更常用来制作各种甜点。较为简单的如酒枣、蜜枣,富有地方特色的如山东的大红枣馉馉,陕西关中地区用枣和糯米做成的甑(zèng,蒸器)糕等。还有如枣粽子、枣年糕、枣花糕、长寿糕等,不一而足。北京有一种烤枣,将鲜枣去核,里面放上花生仁,再经烤制,吃起来甜中带有清香,特别好吃。安徽歙县有金丝琥珀枣,将鲜枣加蜜糖煮熟焙干,色泽金黄如琥珀。至于烹饪中用红枣来煮鸡、炖鸭等,更是甘美滋补的好搭配。

枣树也有大用啊。因为生长的很慢,所以碗口粗的树干,其实需要几十年才长成。木纹既细密,却又无比的坚硬,连虫儿都不易蛀,让它成了制作家具和木雕的极好原材料。"君若作大车,轮轴材须此。"古人用它来做车的轮轴,能承重任。

付之梨枣,是书籍出版的文雅之称,这种说法正是缘于古代刻书雕版多选用坚硬的枣木和梨木。

说人人都喜欢大枣,应当是没错的。喜庆有枣。中国许多地方的婚俗之中都有的大枣、花生、栗子,构成了对促进人类繁衍生息"早生贵子"的期盼。

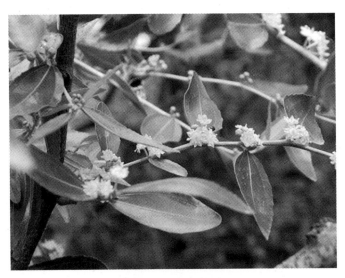

图16 枣树开花时

而古代佳人的相思愁绪中也有大红枣的身影。

秋日的夜晚,备下了鲜美的红枣,用来款待心爱之人。天上的银河斜横,繁星点点,但相聚时短的那份惆怅,却冲淡了枣儿的甘甜……

数日西风,打秋林枣熟,还催人去。瓜果夜深,斜河拟看星度。匆匆便倒离尊,怅遇合、云销萍聚。留连,有残蝉韵晚,时歌金缕。

绿水新妆许。杰南墙冷落，竹烟槐雨。此去杜曲，已近紫霄尺五。扁舟夜宿吴江，正水佩霓裳无数。眉妩。问别来、解相思否。

——南宋·吴文英《惜秋华·七夕前一日送人归盐官》

更多的时候，是千万不要让惆怅寄托在枣儿身上。请看乐府民歌中的《折杨柳枝歌》。这北朝的民歌说得够直白，而生活的道理确实就如枣树结枣一样，是如此的简单：年年吃枣，延续生命，子孙繁衍，其乐融融。

"门前一株枣，岁岁不知老。阿婆不嫁女，哪得孙儿抱？"

大红的枣儿，是离不开的生活，更让人有说不尽的情思。

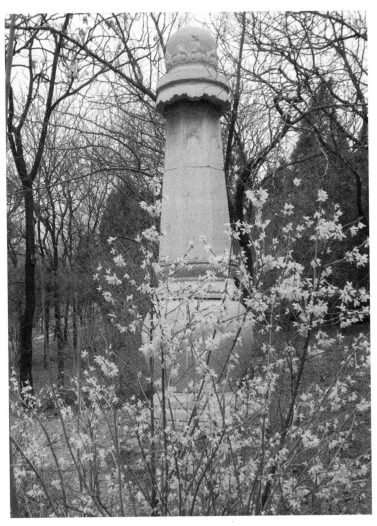

图 17　连翘黄花与佛塔

连翘采自黄金条

四月春光无限好,庭院连翘金辉耀。

——佚名《连翘花赞》

引言寻连翘诗句

曾见到一位无名氏的诗句,咏"四月春光无限好,庭院连翘金辉耀。"题作《连翘花赞》。古来咏连翘的诗句,就这样杳无线索,再难寻觅了。所以,连翘的开篇,就只好以辛弃疾含有连翘的药名词《满庭芳·静夜思》为引言了。

《满庭芳·静夜思》——南宋·辛弃疾

云母屏开,珍珠帘闭,防风吹散沉香。离情抑郁,金缕织流黄。柏影桂枝相映,从容起、弄水银塘。连翘首,掠过半夏,凉透薄荷裳。

一钩藤上月,寻常山夜,梦宿沙场。早已轻粉黛,独活空房。欲续断弦未得,乌头白、最苦参商。当归也,茱萸熟地,菊老伴花黄。

南宋诗人辛弃疾以云母、珍珠、防风、沉香、郁金、黄柏、桂枝、苁蓉、水银、连翘、半夏、薄荷、钩藤、常山、轻粉、青黛、独活、续断、乌头、苦参、当归、茱萸、熟地黄、菊花等24味中药名搭配在一起写了这首词。

这首词,把一个深闺中的妇女,在战乱年代的夜阑更深之时,独守空房,思念远离家乡、征战在沙场的丈夫那种悲切凄凉的心情,抒发的淋漓尽致,情真意切,催人泪下。

古人少咏连翘开,药里总有情怀牵。下面的这首药名诗,与辛弃疾的《静夜思》,恰有异曲同工之妙。

情牵连翘花的,就有一对小夫妻,丈夫是位中医大夫,已能串铃乡里。有一段时间,丈夫在他乡悬壶,因诊务繁忙,以致日久未回家探望。家中娇妻思夫深切,眠食不安,乃用药名联句成七言诗,其中嵌入连翘,寄与夫君,以表相思之情。

"千步连翘不染尘,降香懒画蛾眉春。虔心只把灵仙祝,医回游荡远志人。"

年轻大夫看过信后,立即启程回乡,夫妻两人共享天伦之乐。

连翘花也有花语。她的花语是预料。韩国的首都首尔选连翘为市花,银杏为市树。如此看来,首尔人还与中药缘分深深呢。

春日花开识连翘

都说济南的春天短暂。惊蛰过后,济南的温度回升的很快。护城河边,迎春花花墙开的灿烂奔放,如同金黄色的瀑布。

由迎春花说到连翘花。识得迎春花,就更应当认识可供药用的连翘。可许多人往往会混淆了这两种花。它们同为木犀科植物,但迎春为茉莉属,连翘为连翘属。

连翘是一种落叶灌木,早春时先花后叶,叶子对生,为卵形或长椭圆形,春天开金黄色的花。满枝金黄、艳丽可爱的连翘,是早春优良观花灌木,被美称为"黄金条"。既适宜于宅旁、亭阶、墙隅、篱下与路边配置,也宜于溪边、池畔、岩石、假山下栽种。因根系发达,可作花篱或护堤树栽植。

连翘在济南市区与南部山区都很常见。踏青之时,远望山谷里或山坡上娇黄的连翘花,在春风的吹拂下花枝摇曳,团团簇簇,涌动如金波。

早春开放的迎春花和连翘花都是黄色的,开花时间差不多,但一般情况下迎春花开花略早。

其实迎春花与连翘花并不难区分。连翘花枝条是浅褐色的,枝条粗大能长成树,枝叶往上长;迎春花的枝条是绿色的,且枝条较细,枝叶往下垂。

迎春花的花瓣和整朵花形都是圆形的,类近梅花,花瓣5~7瓣不等,而且开放的时候花朵都仰头向上;连翘的花瓣长而略尖,一般4瓣,开放时整朵花形不会张的很开,有点像昆虫微微振翅时的样子,而且几乎所有的花都是低着头开的。连翘花的花瓣大,而迎春花的花瓣小;连翘花结果实,而迎春花很少有果实。

如果折断它的枝条,你还会发现,迎春的枝条中间是实心的,而连翘枝条是中空的。

小学语文中有篇课文叫《理想的风筝》,开篇就是:

"春天又到了。柳枝染上了嫩绿,在春风里尽情飘摆,舒展着自己的腰身。连翘花举着金黄的小喇叭,向着长天吹奏着生命之歌。"

春天,最美的话题就是谈花,所以我们就谈到了金黄色的连翘花。它同样是春天的信使,有人也就以报春花来称呼它。有一首小诗描述这早春的美景:

"朵小枝繁俏,争妍如鹊闹。鹅黄耀眼明,早醒春来报。"

连翘既是美丽的观赏植物,也是十分有用的药用植物。连翘供药用的部位是它的含有种子的蒴果。秋季是连翘果实的成熟期。连翘的果实有青翘和老翘之分,白露前后采收的为青翘,寒露以后采收的为老翘。

连翘药用有单方

在辨识与欣赏了连翘花之后,我们从单方与药对,简单解说连翘的药用。

连翘是传统常用中药材,应用历史悠久。连翘入药始载于《神农本草经》,列为下品。从其清热解毒、消肿散结、疏散风热的功效出发,外感风热、温病、痈肿、丹毒、疮疡、瘰疬痰核、热淋涩闭等,是其主治所及。

说到连翘,最容易联想到"银翘散",这则成方出自清朝吴鞠通《温病条辨》,还有最常用的中成药"银翘解毒片"中也用到连翘。它们的主药是具有清热解毒作用的金银花与连翘。这从而也让你了解了一组常用的中药"药对",更是清热解毒药中最常用者。二者同属寒性,可医热病,还都为疮家圣药。无论内外各科,凡治热毒诸症,二者常相须配伍。

在张锡纯《医学衷中参西录》中见有这样一则运用连翘单方的医案,体现了其清热解毒治外感的功效:

"连翘诸家皆未言其发汗,而以治外感风热,用至一两必能出汗,且其发汗之力甚柔和,又甚绵长。曾治一少年风温初得,俾单用连翘一两煎汤服,彻夜微汗,翌晨病若失。"

而其他现代应用连翘取效的单方与用法,较有代表性的也不少。

治疗急性肾炎:连翘18克,文火煎取150毫升,分三次食前服,小儿酌减。一般连服5~10天。如据临床观察治疗8例患者,均有浮肿,血压140~200/96~110mmHg,尿检有蛋白、颗粒管型及红细胞、白细胞等。治疗后8例浮肿全部消退,2例显著好转;血压显著下降;尿检6例转阴,2例好转。

治疗紫癜病:连翘18克,用法同上,忌辣物。治疗血小板减少性紫癜1例,过敏性紫癜2例,经2~7日治疗,皮肤紫癜全部消退。连翘用作主药入复方同样有较好疗效。

治疗视网膜出血:连翘18~21克,文火水煎取汁,分三次食前服。有2例视网膜黄斑区出血患者,服用20~27天后,出血均显著吸收,视力有所增强。

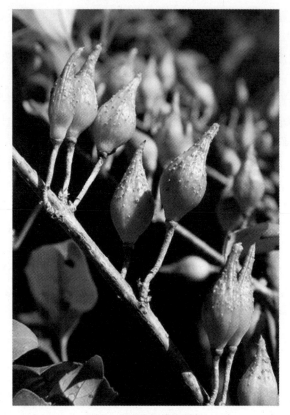

图 18　青青连翘挂枝头

单方是复方用药的基础,而连翘现代单方的应用似乎突破了对连翘药性的传统认识,这颇值得深入研究与发扬。

连翘药材有青翘(采收早者)和老翘(采收晚者)之分。连翘的籽实单独药用时称"连翘心",长于清心泻火。据现代药理研究,连翘有较广的抗菌谱。它对病原微生物的抑制作用,表现在抗细菌、抗真菌、抗病毒,以及杀灭钩端螺旋体等方面。有研究证明,仅从其抗菌效价而言,青翘优于老翘。

连花清瘟用连翘

2009年,"时髦"了甲型流感——特指那个甲型H1N1流感,"惹火"了达菲与连花清瘟胶囊。

中成药连花清瘟胶囊是一种胶囊剂,内容物为棕黄色至黄褐色颗粒,味微苦,气微香。

甲型H1N1流感和"非典"(SARS)、普通流感一样,都是由病毒引起的,具有较强的传染性,从中医学的认识来看,它们都属于"瘟疫"的范畴。在治疗上的共性是都可从清瘟来论治。连花清瘟胶囊在药名中就强调了"清瘟"这个概念。专家分析,它主要有以下三个特点。

表里双解。该成药组方是由银翘散与麻杏石甘汤合方基础上加味而成,从药物组成上分析,连翘、金银花用为主药,性偏寒凉,可清热解毒;绵马贯众、鱼腥草、板蓝根等药则能辅助主药药性的发挥;炙麻黄则有疏风解表的功效。药物配合共同达到"散外邪、清内热"的目的,这就是中医学中所谓的"表里双解"。

及时截断病势。甲型H1N1流感有发病急、传变快的特点。连花清瘟胶囊从截断病势,防止病情急剧加重的角度入手发挥作用。因大黄能泄热解毒、降低肺热,一定程度上可以预防感冒后发生的肺炎、心肌炎。也即在这个过程减少了肠道内毒素的吸收,从而使毒热症状减轻。

调节免疫,有效预防。连花清瘟胶囊虽以"清瘟解毒,宣泄肺热"为治疗大法,但同时配伍有红景天,不仅能抗病毒,还能调节免疫、改善心肌功能、增强机体对氧的耐受性。连花清瘟胶囊从而表现出一定的预防作用。

连花清瘟胶囊不仅有较好的抗病毒作用,还有抗菌、退热、抗炎和调节免疫的功能,真正发挥了中药多靶点、多环节整体治疗的优势。

西药达菲是从八角茴香中提取的具有抗 H1N1 流感病毒作用的化学药,被国家列为对付甲型流感的储备药物。达菲的学名是奥司他韦(Oseltamivir),于 1999 年在瑞士上市,2001 年 10 月在我国上市。它主要通过干扰病毒从被感染的宿主细胞中释放,从而减少甲型或乙型流感病毒的传播。感染 H1N1 早期用药效果较好。

充分发挥中医药的作用来对抗甲型流感,这是我国所具有的无可替代的优势。那么,达菲与连花清瘟胶囊,二者比较又如何呢?

据国家中医药管理局甲型 H1N1 流感防治专家委员会委员、北京地坛医院中西医结合中心专家的介绍,该院选取了 66 例甲型 H1N1 流感患者,分别使用连花清瘟胶囊和达菲进行随机临床试验,结果显示:连花清瘟胶囊组平均住院时间为 4.35 天,达菲组为 4.60 天;两组平均退热时间,连花清瘟胶囊为 2.13 天,达菲为 2.80 天。而在改善咽痛、咳嗽、咳痰等症状方面,连花清瘟组明显优于达菲组。从治疗费用上看,连花清瘟胶囊仅为达菲的八分之一。其可喜成果,许多媒体都有介绍。

连花清瘟胶囊曾于 2005 年被卫生部列入《人禽流感诊疗方案》治疗人禽流感推荐用药,2008 年被国家中医药管理局列入《关于在震区灾后疾病防治中应用中医药方法的指导意见》治疗感冒推荐用药,2009 年又被卫生部纳入《甲型 H1N1 流感诊疗方案(2009 年试行版第一版)》之中。而在中国抗击甲型流感的这场战役中,也充分证明了它确实发挥了不可替代的作用。

服药时,当然要仔细研读一下药品说明书。

连花清瘟胶囊

主要成分:连翘、金银花、炙麻黄、炒苦杏仁、石膏、板蓝根、绵马贯众、鱼腥草、广藿香、大黄、红景天、薄荷脑、甘草。

适应证：清瘟解毒，宣肺泄热。用于治疗流行性感冒属热毒袭肺证，症见：发热或高热，恶寒，肌肉酸痛，鼻塞流涕，咳嗽，头痛，咽干咽痛，舌偏红，苔黄或黄腻等。

连翘连着母亲心

关于连翘的故事不是很多，害怕谈连翘的话题因此而了了。古人咏吟连翘的诗，后来又好不容易才找到一句："连翘六月走南江"，但出处不明，亦见不到全诗，不知道究竟借连翘之名说的是什么。

可就在 2008 年的清明节，就在连翘花开未败时节，读到了一篇感情很真挚的说连翘的小文。就在学校校报的副刊"药苑平谈"专栏予以刊载，以飨大家。

昨晚，老公冒雨去了朋友家，端回一盆开满黄花的连翘。他说周日把连翘带到乡下去："送给妈妈。"

婆婆去世半年多了。可是，清明节给母亲扫墓应该是用康乃馨的吧，而且，婆婆生前除了料理门前空地上的蒜苗韭菜，就没见她喜欢过什么花。"连翘，怎么送花还送个带药名的，妈可是吃药吃怕了的。"我觉得老公不会办事。

老公说不，妈喜欢连翘。从前家门口可是种满了连翘，春季里满院墙开着清香的四瓣黄花。连翘清凉祛风败毒火，农村很多人家种来当药用。小时候，五个孩子谁咳嗽谁伤风，婆婆就去门口剪来大把的茎叶，煮了汤水叫喝下去，不肯喝的，就给脖子刮痧，刮痧很痛，所以二选一，全家孩子都捏着鼻子认喝连翘汤，很管用。连翘心用来泡茶喝，口舌从来不长疮。

老公十二岁那一年，学校里风疹蔓延，农村学校没有隔离的条件，大家还是挤在一起上课，结果老师学生都染上了。没钱看病，婆婆还是老办法煮了连翘汤叫老公喝，连翘花好看，但是汤水极苦,气味冲鼻,他龇牙咧嘴装着在喝,实际上等婆婆一转身,他就端出去倒掉。不懂事的他,还故意把烫烫的水浇在连翘根上:"自己喝吧,叫你尝尝什么叫苦。"

别家孩子喝连翘汤都好了,他的风疹块却越来越大,而连翘却大片大片枯黄下去,终于整个院墙的连翘全死了。婆婆急得敲着院墙朝天大哭:"连翘怎么都死了呢,叫你给儿治病,怎么就全都死了呢?"婆婆发疯一样把那些枯萎的连翘全都连根拔掉,塞进灶里一把火烧了。又抓住老公往腿上一横,开始给他刮痧,痛的他哭爹喊娘。他后悔啊,真不该弄死连翘,刮痧比喝汤难受一百倍。

大约是哭喊出了太多眼泪、鼻涕和汗水,把毒火败空了,他的风疹块竟然消肿了。

但从此,婆婆觉得跟连翘缘分已尽,也就不再种了。说起这些,从来不流泪的老公,眼里泪汪汪的。

清明,我要跟老公一起,把连翘种在婆婆的墓前,让每一个日子,都散发着连翘的清香。

——原载《生活日报》(山东)2008年4月2日徐四春文

人哪有不生病的啊。讨厌药并不能赶走疾病与痛苦。我喜欢中药,这一点儿也不反常,是吧? 其实,人人都可以从自身或亲人身上,寻找到与药有缘的事。得其益而入心,人间自有真情。

镇吐止吐君识否?

中医学不仅是中国的传统医学,她还深深地影响到周边的其他国家或地区,如朝鲜、韩国、日本等。

一般认为,公元5世纪时中国医学由朝鲜传入日本,从而成为日本汉方医学的起源。汉方医学经过曲折的发展历程,对中医学有继承亦有创新。在此,可从日本学者对连翘"止吐"药性的认识上来窥其创新之一斑。

连翘有止吐功效，溯及中国历代本草及医学专著均无记载。它是由日本学者在临床应用中发现的。

日本著名汉医香月牛山著有《药笼本草》。该书著于日本享保年间，即与清朝雍正年间同时，最早有享保 13 年刊本，即 1728 年。书中记述：

"治吐乳，不问攻补之药中必加连翘一味。阅古今诸本草，无治吐乳之言，然贯通诸说，则有此理。夫连翘，少阳、阳明、少阴之药，如吐病皆属炎上热火，故用之以泻心火，解肝胆郁热，除脾胃湿热，清利胸膈滞气，则吐乳自止。不啻治小儿吐乳，治大人呕吐及胎前恶阻，应手而有效。"

日本汉医学家汤本求真为日本汉方医学古方派的代表人物，其《皇汉医学》成书于 1928 年。在书中谈到连翘的功用时，他公开了香月牛山用其治"大人小儿呕吐不止"的"大秘密"：

"牛山治套曰：大人小儿呕吐不止，可用连翘加入任何药方之内。此家传之大秘密也，口授心传，非其人则勿传。"

为了说明此功效，他还附上了临床治验：

"生生堂治验曰：某氏儿二岁，患惊风瘛后，犹吐乳连绵不止。众医为之技穷。及先生诊之，无热，而腹亦和，即作连翘汤使服，一服有奇效。"

案后所附的连翘汤方为：连翘三钱，以水一合，煎取半合，温服。

正是得益于日本学者的经验，连翘止吐的功用又被近现代中医应用于临床，得到了很好的验证。

陆渊雷之《伤寒论今释》，姜春华的《经方应用与研究》，都对连翘治疗呕吐的作用有详细阐述。从中医学的认识来看，连翘的药性苦寒下降，能够清热泻火，作用于胃，能清胃热而降上逆之胃气，所以临床适用于胃热或湿热之呕吐。至于对呕吐属于胃寒、胃阴不足、脾胃虚弱、食积、湿热痰浊及寒热夹杂者,经过适当的配伍,亦可取得良好的止呕效果。

据报道,河北名医孙润斋先生亦曾用连翘治疗呕吐患者百余例,皆收立竿见影之效。陕西中医学院杜雨茂教授,用连翘止呕清热以调中,治疗新旧胃病均可建功。

湖南张振钦老中医善以连翘止呕,验之临床二十余年,每用辄效。验案如下:

张某,女,58岁,退休工人。症见腰痛,浮肿反复发作三年,伴呕吐频作不能进食五天。头面及下肢浮肿,腰痛乏力,伴恶心呕吐,饮食汤药不能下。无寒热,口渴不思饮,溺少。脉动沉细数而稍滑,舌质淡红,苔薄白。经西药抗炎、利尿、补液止呕等治疗,效果不佳而改用中药治疗。用连翘20克,浓煎,徐徐少量咽服之。一服呕吐即止。

何某,女,8岁。因贪食冰棒、饼干等物,夜起腹痛呕吐。经输液、抗炎、止痛等药物治疗,虽痛减而呕吐仍不止,遂至门诊求治。诊察:脉弦紧而数,舌苔淡黄,舌质红而少津,胃脘部压痛。辨为饮食伤胃,胃热上逆。首用连翘15克,浓煎,少少与饮之。继进白芍10克,炙甘草6克,腹痛亦愈。

河北的何运强医师也介绍了应用连翘治疗呕吐的典型病例:

吕某,女,77岁,1991年5月10日初诊。呕吐五天。西医诊断为神经性呕吐,用爱茂尔、灭吐灵等药治疗无效,转求中医诊治。舌质红、苔薄黄,脉滑数。予一味连翘60克水煎服。服两剂后,呕吐止,病遂愈。

裘某,男,40岁,1995年10月21日初诊。两个多月来每于早餐后呕吐。他医迭进旋覆代赭汤、温胆汤而无效。面色㿠白,语言无力,四肢倦怠,舌淡、苔薄,脉濡弱。证属脾胃气虚。投六君子汤治之。服了三剂,效果不明显。又于前方加用连翘再服三剂。药尽,其病霍然而愈。随访两年未发。

云南基层医生刘武用连翘加入验方中,自拟醒酒解毒止呕汤。由神曲 15 克,葛花、黄连各 12 克,吴茱萸 3 克,金银花、连翘各 6 克组成,具有醒酒解毒、泄肝和胃、清营透热的作用。临床上运用此方治疗急性酒精中毒持续性呕吐不止,每获良效。但此方对于嗜酒中虚、中阳不振患者,不宜使用。

连翘为价廉而常用之药,有此独特的止呕功效,当不容忽视。

而兽医也用连翘治疗动物食后呕吐,如牛、猪、犬等,皆有效,一般单用连翘水煎灌胃即可。

连翘的止呕吐作用更被现代药理研究所证实。

早在 1960 年,天津医科大学就进行了中药镇吐的药理实验。结果表明:连翘煎剂能抑制家鸽静脉注射洋地黄引起的呕吐,使呕吐次数减少,但对呕吐潜伏期无明显影响。其镇吐效果与注射氯丙嗪两小时后的作用相仿。它又能抑制犬皮下注射阿朴吗啡引起的呕吐。故推测其镇呕止吐作用的原理,可能是抑制延脑的催吐化学感受区。

21 世纪初,有人借助新的动物模型对连翘的止呕进行了实验研究。大鼠没有呕吐反射,但大鼠异食癖模型(摄食高岭土等非营养性物质)可以作为稳定的恶心呕吐动物模型。山东中医药大学的课题组利用化疗药物顺铂导致的大鼠化疗性异食癖恶心呕吐模型,观察到不同剂量的连翘可以显著抑制其异食癖;对于硫酸铜导致的大鼠异食癖,连翘也有很好的抑制作用。研究显示,连翘对多种原因导致的恶心呕吐均具有良好的抑制作用。这有望成为从连翘中提取具有止呕作用的有效部位,探明其止呕机制,并进一步提供开发镇吐新药的基础。

连翘验案选几则

继续说连翘的药用吧,就录几则连翘治疗其他疾病的典型验案,以 20 世纪中叶后期为多。

据《江西医药》1961 年第 7 期《连翘治疗急性肾炎、肾结核的初步疗效观察》(于成甫文),有医案三则:

例一,徐某,男,11 岁,学生。1959 年 4 月 15 日开始全身浮肿,尿红,尿少,头昏,体温 36.8℃,脉搏 90 次 / 分,血压 160/124mmHg。4 月 22 日入某医院治疗,曾经进行无盐饮食以及青霉素、链霉素等治疗,未见效果,于 6 月 6 日来院治疗。

体检:病人体温 36.5℃,脉搏 68 次 / 分,血压 142/106mmHg。全身高度浮肿,颜面及双下肢尤为明显。胸部:心界不大,无杂音,心音稍亢进。双肺无变化。腹部:膨隆有移动性浊音,肝脾未扪及,双侧肾区有压痛。其他无异常。

常规化验指标:血红蛋白 61 克 /L,红细胞 2.96×10^{12}/L,白细胞总数 11.4×10^9/L,中性粒细胞 81%,淋巴细胞 17%,单核细胞 2%。血中非蛋白氮 38 毫克。尿化验检查:蛋白定性(++),红细胞(++),白细胞(+),颗粒管型(+)。

诊断:急性肾炎。

治疗:单服连翘每日两钱,以温开水煎成 90 毫升,分三次食前服。忌盐及辣物。服药六天,病人无自觉症状,浮肿消失。血压下降至 86/56mmHg。尿验为阴性。停药后每周化验尿一次,连续复查三周,均为正常。

例二,李某,男,76 岁。患者全身浮肿二十余日,尿少,尿红,气短胸闷。体温 35.6℃,脉搏 86 次 / 分,血压 200/110mmHg。体检:颜面及双下肢浮肿。胸部:心肺无明显病变。腹部膨隆有移动性浊音,肝脾未扪及,其他无异常。

常规化验指标:血红蛋白 71 克 /L,红细胞 3.2×10^{12}/L,白细胞总数 6.0×10^9/L,中性粒细胞 69%,淋巴细胞 29%,嗜酸性粒细胞 2%。血中非蛋白氮 53 毫克。尿化验检查:蛋白定性(+++),红细胞(+),白细胞(+),颗粒管型(++)。胸部 X 线:见双侧肋膈角闭锁,呼吸运动较差。

诊断:急性肾炎合并双侧胸膜炎。

治疗:连翘每日 6 钱(18 克),温开水煎至 150 毫升,分两次食前服。给予无盐普食。服药两天,尿量增多,胸闷减轻,上下肢及颜面浮肿显著消退,血压下降为 150/98mmHg。尿化验检查:蛋白定性(+),白细胞(+),红细胞(+),颗粒管型(+)。续服连翘煎剂 5 日,全身浮肿显著消退,无自觉症状。血压为 144/92mmHg。尿化验指标转为阴性,病情基本痊愈。

例三,金某,男,24 岁。1957 年患胸膜炎,并有腰痛、血尿等,曾经在我院住院治疗,诊断为胸膜炎合并肾结核。经用链霉素等治疗,胸膜炎已痊愈。但肾结核疗效不显著。病人出院后,又在大连医学院附属医院经肾造影等检查,确认为肾结核。该院曾动员病人行右侧肾摘除手术,病人不同意,后又用链霉素治疗亦未显效验。乃于 1960 年 7 月 5 日来院治疗。

检查:体温正常,平脉,血压 118/90mmHg,全身无浮肿,心肺无异常。腹部平坦柔软,肝脾未扪及,右侧肾区有压痛,其他均无异常发现。

尿化验检查:蛋白定性(+),红细胞(+),白细胞(+)。

诊断:肾结核。

治疗:连翘每日 6 钱(18 克),水煎,分三次食前服。服药十日后,腰痛减轻,无血尿,血压 92/78mmHg,尿化验转为阴性。经门诊观察一个半月,尿化验仍为阴性。

还有《广东中医》1961 年第 3 期用连翘治头目昏花:

叶某,41 岁,男。头昏,双眼发花,右眼视力障碍为重,已五个多月。检查:血压 165/100mmHg;视力:右眼指数 1/1 尺,左眼 0.2;双外眼检查,无明显病变;眼底检查:双眼乳头充血,动脉明显狭小,静脉明显扩张,右眼黄斑区有片状出血。其他无异常。

临床诊断:高血压动脉硬化,右眼视网膜出血。给连翘每日 7 钱(21 克),以文火煎,分三次食前服,服药十剂,视力见好,头昏减轻,眼底检查所见:双眼底动脉狭窄及静脉怒张现象减轻。右眼黄斑区出血亦见吸收。继续服药九天，视力逐渐好转，右眼增至0.15，左眼 0.5，血压 126/96mmHg。

连翘助推鲁山游

看医案看得让人眼晕。我们还是回到开篇那样的轻松吧，就让我们走出户外观连翘。

连翘花在山东是极常见的。在淄博南部山区的鲁山，更是把观看连翘花当成了助推鲁山游的一个重要卖点。报纸上的广告告诉你：春天到了，快来鲁山看连翘花。

鲁山历史悠久，曾是我国元、明、清三朝的皇家养马场，新中国成立后又是第一批国营林场，生态环境得到了完整保护。六大景区，一百四十多处景点，集山、水、林、泉、石、洞为一体。鲁山驼禅寺，始建于南北朝时期的梁武帝年间，是鲁山地区香火最旺的寺院。鲁山幽幽古树，滟滟溪水，清澈明湖。沿阶信步登山，小径两旁的树木，枝叶交错，是天然的绿色通道。游客在这绿色的游廊中，既可享受清凉，又可观览秀美景色，巨树古木、飞来危石都让你一览无余。

3 月开始春暖花开，鲁山满山遍野的连翘，逐渐含苞吐芳。

春天的鲁山，伴随着盛开的连翘花，开始摇曳着金黄色的衣衫。春到鲁山先不用看满山挺拔苍劲的松柏，就专赏山花野草的景致。五百多亩连翘花从山脚至山顶依次盛开，从 4 月一直持续到 5 月份。随春风吹拂，盛开的连翘花，微微半昂着头，在春风中摇曳着金黄色的花瓣。

漫山遍野的花海足以让游人享受一顿美味的春游盛宴，绵延几十里的连翘花美的令人赞叹。

从 2003 年春的传染性非典型性肺炎（SARS），到近几年小儿手足口病不时惹祸，又到 2009 年春以猪流感始称而又改名的甲型 H1N1 流感，中药宝库里清热解毒的连翘、金银花、黄芩们,着实让人们瞪大了双眼,成了抗病的主角。你确实没法忽视它们。

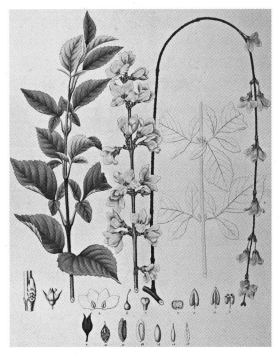

图 19　连翘植株形态手绘图

不只山东的鲁山在打连翘牌啊,还从媒体上看到河南新乡关山景区有"连翘黄花节",也已经举办了多年,那儿的四大奇景之一就有"连翘花海"。继续西行至陕西铜川,铜川是连翘药材重要的产地,那儿马勺沟的连翘花盛开时节,与白色的杜梨花、红色的山桃花将山水之间点缀的绚丽多彩。

在野外,特别是在生养自己的故土欣赏连翘花,自然有不一样的感情。你完全可以就近去观察连翘,去亲近这一种普通的植物,多了解这一味普通的中药。

连翘茶的故事

连翘叶也有一定的清热解毒功效,又可美容养颜,泡茶幽香沁人肺腑,能够降火,堪称北方的"凉茶"。据 1937 年《续修博山县志》载:"鲁山绝顶产美茶,味甲天下,石上生花可为药"。

我的老家在黄海之滨属于古琅琊的一个乡村。回到老家与父母交谈时说起连翘,老人们说,几十年前,农忙时会在山坡采上几把连翘叶,煮成大锅茶供野外劳作的大家喝,这在大集体之时是一种"福利"。所以乡亲们亲切的称连翘为"野茶"。

我的故事讲得不好,让我请来一位会讲的高手,来讲讲连翘茶的故事。

这位大侠叫罗大伦,是位真正的中医博士。他在"天涯论坛"的"煮酒论史"版上开了个帖子,叫"古代的医生"。好家伙,那是相当的火啊。"古代的医生"这个帖子罗大伦一直主持到 2009 年 3 月底。2009 年 5 月 20 日我上去看时点击率已远远超过 95 万。后来他开了新的博客。连翘茶的故事是他在博客中讲的:

话说在河北有个小村庄,位于太行山东麓河北省武安市西部深山区。从 309 国道转 202 省道可达。距武安市 56 公里。

这个村子,叫长寿村,长寿村位于海拔 1747.5 米的摩天岭脚下,原名艾蒿坪村,因村民少病绝癌,世代长寿,寿命均在 85 岁以上而得名。摩天岭物产丰富,茂密的原始次生林中长满了各种珍贵树木,有近百公顷野生连翘茶林、党参、丹参、柴胡、何首乌等二百余种中草药材。因植被茂盛,气候湿润,雨水充足,再经山上多种药材根系过滤,渗入地下,形成汩汩甘冽之泉。

当地农民自己制作了一种茶叶,叫做连翘茶。村民说:"连翘茶就长寿村这边的山上有,旁的三五百里地没这个东西,就是七八百里地也没有,这个茶祛火、消毒,你要是头痛脑热的,喝两缸子,不能说马上就好吧,明儿也差不多了。"村民们从什么时候开始喝这种茶他们已经记不清了,不过村民们说这种茶原来不叫连翘茶,村里人管这种茶叫"打老儿茶"。说起"打老儿茶",还有一个有趣的传说:有一天,有个中年妇女,正在用柳条抽打着一个老头儿,抽打得老头儿直喊,过路人问,你为什么要打老人呢,这个妇女说,"我打我儿子。""什么,这是你儿子,你为什么要打他呢?""我让他每天要喝一杯药茶,他就是不喝,你看现在老成什么样子,比我还老呢。"村民们用连翘叶泡茶的习俗从此延续了下来。

这个"打老儿"的故事在中国版本很多,很多药物都借这个故事来宣传,我们只能把它当作传说,但是这个村子的人长寿,确实是不争的事实,中央电视台曾经几次来拍摄这里,节目引起了很大的反响。

长寿村西南坡的大山沟里,生长着一沟的连翘树,甚至有据说几百年树龄的连翘树长到了手腕粗。每年开春,山民们家家户户都会派专人拎着大筐小筐来采摘那些嫩绿的新芽。采摘完毕后要炒茶,炒茶是山民们生活中一个特别认真的事,他们把采来的新叶放在大铁锅里反复翻炒,一般要反反复复炒上几遍,炒完了以后再用手揉,揉完了以后再炒,村民说反复六次,茶叶的油脂才会被炒出来。这样炒出来的茶,既清香润泽又可以长久保存。在长寿村的山民家里,大都储存有几大口袋的连翘茶。村民们说这些连翘茶相当于他们的"粮食"。村民个个都是连翘茶的品茶高手,只要看着茶叶的枝枝叶叶,长寿村的人就能辨别出茶叶是经过了几番焙炒的。待客时,经常端上一碗迎客的连翘茶水。

罗博士最会讲中医中药故事,结束时他不说"且请下回分解",他会说"但是":

但是,必须注意的是:连翘并不是药食同源之物,它是药物,所以不能没事儿用它泡茶来喝,必须是真的有病了,有邪热入侵,才可以服用的。

关于连翘,以上说了这么多,特别强调了连翘的重要药用价值。在游春观看美丽风景的时候,开着黄花的连翘终于能引起你的关注了吧?

春日有盛景,花开黄金条。

看花观景中,花开识连翘。

莫忘哟!

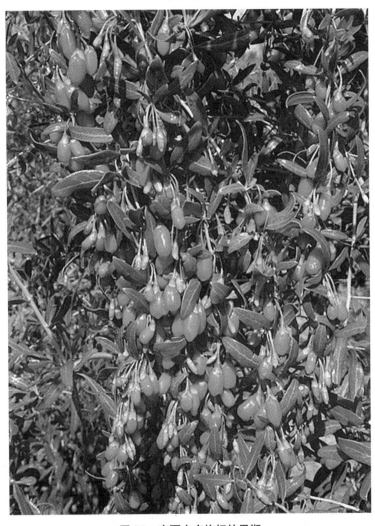

图 20　宁夏中宁枸杞的果期

宁夏红宝枸杞子

野岸竟多杞,小实霜且丹。系舟聊以掇,粲粲忽盈盘。

——宋·梅尧臣《舟中行自采枸杞子》

2008 年注定是令人难以忘记的！放眼全球,金融危机的危害实在不小,其后的效应让大家慢慢经历与体会至今。2008年,在中国更有北京奥运会、神舟七号太空漫步、"5·12"汶川大地震等,亦不平常的大喜大忧。

范围缩小,就说身边。我的母校也于这年的秋天迎来了建校五十年的庆典。五十年沧桑巨变,五十年春华秋实,颇值得纪念。这一金秋同样纪念五十年辉煌历程的,还有宁夏回族自治区的成立！盛大的庆典,民族的团结。由此两个五十年,很自然地让我联想到了宁夏红——被称为宁夏五宝之首的著名中药枸杞子。话题由此而展开。

宁夏五宝枸杞红

"宁夏有五宝,红黄蓝白黑。红为枸杞子,黄为甘草药,蓝为贺兰石,白为滩羊皮,黑为太西煤。"

——李东东《宁夏赋》

这里专说宁夏五宝之首的红枸杞。它可是最常用的滋补中药之一。

宁夏的中宁、中卫等地,是宁夏枸杞的主产区。1995 年中宁县被国务院命名为中国枸杞之乡。宁夏是枸杞之乡,这首先得益于自然条件独特。贺兰山东麓 7500 平方公里的范围被认为是枸杞生长的最佳地带。

在宁夏，民间俗称枸杞为"茨"，因此枸杞园即为"茨园"，种植枸杞的农民为"茨农"。相传，宁夏枸杞先是在中卫县黄河边上的常乐堡、永康堡、宣和堡等处自然繁殖，后来经过回汉民族多少代的人选育改良，成功培育为优良品种，并逐步被引种到全国各地。如今，我国二十多个省市自治区，远及欧洲、地中海沿岸、北美、俄罗斯等地栽培的品种或已经退化的野生枸杞，其祖先多为"宁夏枸杞"。

其植物基源为茄科枸杞属，为多年生落叶灌木，枝条上有短刺，柔软而下垂。由于其"棘如枸之刺，茎如杞之条，""枸"者枸橼，"杞"者柳杞，前者生刺，后者条柔，故从二者各取一字而得名为枸杞。通常每年开两次花，也就可以采两次果，夏季采收的称夏果，秋采者称秋果。

唐代大文学家柳宗元在长安任职期间（803—805年），写过一篇《种树郭橐驼传》的文章，说的是种树能手郭橐驼种出的树，没有一棵是长不活、长不好的。柳宗元将郭橐驼种树的诀窍归纳为八个字，强调要尊重自然规律，顺应"天性"：

"顺木之天，以致其性"。

郭橐驼生活在中唐时期，距今已有1200多年了。这位陕西的农民有罗锅病，所以人们叫他橐驼，而他的真实名字并没有留下，其事迹以《种树郭橐驼传》而得以流传，让这位擅长种树的农民青史留名。郭橐驼就有利用枸杞枝条开展扦插繁殖的枸杞栽培方法。

由此我们说枸杞的栽培已有悠久的历史。唐朝时的陕西区划范围很大，包括现在的宁夏黄河以南、甘肃东部及山西南部地区。元朝时维吾尔族农学家鲁明善的《农桑衣食撮要》，成书于1330年，距今已有680多年，对种植枸杞已经有了专门记载。明朝徐光启的《农政全书》中，对种植枸杞，又有了"截条长四五指许，掩于湿土中亦生"的新方法。

宁夏枸杞在历史上早已颇负盛名。明朝弘治年间，即被列为贡果。清朝乾隆年间编纂的《中卫县志》云："枸杞：宁安一带（今宁夏中宁县）家种杞园，各省入药甘枸杞皆宁产也。"时任宁夏中卫县知县的黄恩锡曾赋诗赞曰：

六月杞园树树红，宁安药果擅寰中。千钱一斗矜时价，绝胜腴田岁早丰。

宁夏所产地道的枸杞子，具有色泽红润、肉厚籽少、含糖量高的特点。2005 年版以来的《中国药典》只把宁夏枸杞列为枸杞子药材的来源，这充分体现了强调中药材的地道性与集约种植，以保证中药材质量的优质与稳定。

枸杞遍布很常见

在不经意的时候，一转眼便会有一棵苍老的枸杞树的影子飘过。这使我困惑。最先是去追忆：什么地方我曾看见这样一棵苍老的枸杞树呢？是在某处的山里么？是在另一个地方的一个花园里么？但是，都不像。最后，我想到才到北平时住的那个公寓；于是我想到这棵苍老的枸杞树。

……最惹我注意的，却是靠墙长着的一棵枸杞树，已经长得高过了屋檐，枝干苍老钩曲，像千年的古松，树皮皱着，色是黝黑的，有几处已经开了裂。幼年在故乡里的时候，常听人说，枸杞花是长得非常慢的，很难成为一棵树，现在居然有这样一棵虬干的老枸杞站在我面前，真像梦；梦又掣开了轻渺的网，我这是站在公寓里么？于是，我问公寓的主人，这枸杞有多大年龄了，他也渺茫：他初次来这里开公寓时，这树就是现在这样，三十年来，没有多少变动。这更使我惊奇，我用惊奇的太息的眼光注视着这苍老的枝干在沉默着，又注视着接连着树顶的蓝蓝的长天。

——季羡林《枸杞树》写于一九三三年十二月八日

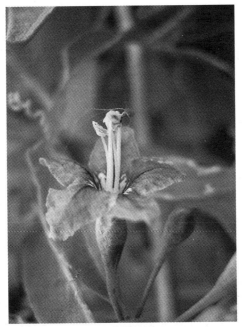

图 21　枸杞花开

　　写下《枸杞树》时的季羡林,还是清华园中的一名大三学生。在先生记忆深处的枸杞,其实却是遍布而易见的。

　　宁夏枸杞原产于我国北方,野生地域较为宽广,如河北、内蒙古、山西、陕西、甘肃、宁夏、新疆、青海等地。其中心的分布区域是在甘肃河西走廊、青海柴达木盆地以及青海至山西的黄河沿岸地带。

　　因为药用的栽培,宁夏枸杞还被引种到我国中部和南部不少省市,除以上已经提到的省市,其他如山东、河南、安徽、湖北、四川、江苏、浙江等均引种成功。

　　宁夏枸杞在国外的种植,约在 17 世纪中叶被引种到法国,后来在欧洲、地中海沿岸国家、朝鲜、韩国、日本,以及北美洲国家都有栽培。

除了宁夏枸杞,还有另一种极相近的植物枸杞,过去一并视为中药枸杞子的来源,现今植物枸杞的果实在江南地区一般以"土枸杞"称之。最新版的《中国药典》则规定,这两种植物均可作为中药地骨皮的药材来源。

宁夏枸杞与枸杞这两种植物很常见,特别是野生者几遍布全国。对比而看,宁夏枸杞的叶较狭长,果实较甜,种子较小;而枸杞的叶略阔而呈卵形,果实甜中微苦,种子稍长。

老百姓对此不做区分,统称为枸杞,既可以指称植物的名字,有时又是说它的果实。但对枸杞,普通人却可能有着不一般的感情。

枝条上翡翠般的绿叶,簇拥着一串串玛瑙似的红果,这就是美丽的枸杞。枸杞的俗名很多。在我的家乡山东半岛之地,就称枸杞果为"狗奶子",据说山东人都这么称,是对其很形象的称呼,但未免显得粗陋而直白。不如河南人俗称的"红耳坠"显得高雅。而像山西人称的地骨子,河北人称的千层皮,四川人称的狗地芽,似乎已经不是说它的果实了吧。那耳坠般粒粒殷红的枸杞子,像点点红雨在轻落。最可爱的,是甘肃人称的"红滴滴",你看,它会引发出离乡游子多少的思乡情怀:

几乎百利而无一害的茄科里的枸杞子,在我们的生活里无处不在,是都市乡村里的人们非常熟悉的厨房作料里的一种。枸杞子在我西北的家乡,又叫红滴滴(谐音),它长在黄土坡地的边角,或者崖边悬空的高处,多是和酸枣一样的灌木挤在一起风里来雨里去地生长……我喜欢红滴滴这个名字胜于它的本名枸杞子,因为这个俗称的译名,形神兼备地描述了一种果实在自然界里的存在,一粒成熟枸杞子的样子,像极了一滴奔流在动物血管里鲜红的液体因激情过度而遗失在植物王国里的一个精灵。枸杞本身,确实也兼具血性,它可以给精气淫弱的躯体以生气,给视力弱微者以清明。

——深圳一石《美人如诗、草木如织——诗经里的植物》

看啊，文学的理解竟然比我们从药物学方面的理解更深刻而透彻！

地道品种的形成

从植物学上来考查，枸杞所在的茄科枸杞属的植物，全球共有 80 多种，在我国仅分布有 7 种，3 个变种。再从药用上来考查，则其中有传统药用价值的三种如下：

宁夏枸杞 *Lycium barbartum* L.

枸杞 *Lycium chinese* Mill.

新疆枸杞 *Lycium dasystemmum* Pojark.

早在《神农本草经》中枸杞就已经列入药用。医药的需求使得人们从采集野生来源逐渐过渡到栽培种植专供药用。从文献记载来看，明朝李时珍《本草纲目》与清朝吴其濬《植物名实图考》中所述枸杞子的植物来源是一致的，都是枸杞 *Lycium chinese* Mill.。所以国内早期出版的《中国药用植物图鉴》也指定中药枸杞子的来源为植物枸杞。

后来，在对枸杞子药材进行研究考查的基础上，专家确认，宁夏枸杞早已形成为枸杞子的地道药材，所以从《中国药典》1963 年版开始，就确立了宁夏枸杞为枸杞子药材的正品地位。

历史上的地道药材，主要有三个产区形成的三个品种，即西枸杞、津枸杞和甘枸杞。其一，西枸杞，产于宁夏，历史上曾为陕西所辖。即宁夏枸杞，此点医药专家的认识较为一致。其二，津枸杞，产于天津地区。原本以为是与宁夏枸杞不同的植物种，后来经过调查研究，确认津枸杞的原植物实际亦为宁夏枸杞。其三，甘枸杞，产于甘州即甘肃张掖者。这与北疆所产的古城子枸杞其植物基源一致，为新疆枸杞。由于宁夏枸杞正品药材地位的确立，使得来源于植物枸杞所产的果实，慢慢成为只有在江南一带应用的地方草药"土枸杞"了。

诗吟枸杞之药用

《诗经·小雅·北山》中有采杞的诗句,说:"陟彼北山,言采其杞"。这在《诗经选译》中译为:登上北山头,为把枸杞采。

当然在《诗经·郑风·将仲子》里还有"无折我树杞",其"树杞"与"树桑"、"树檀"对比称之。但此处之"杞"乃杞树,即柳杞,是说不要折我的柳条,而非指枸杞了。

采来枸杞自然是有用的。而几乎所有咏吟枸杞的诗作,也都离不开赞美枸杞之有用。

从唐代孟郊(字东野,751—814 年)和刘禹锡(字梦得,772—842 年)的诗中,可以看出古人对枸杞的崇拜之情。

深锁银泉甃,高叶架云空。不与凡木并,自将仙盖同。影疏千点月,声细万条风。迸子邻沟外,飘香客位中。花杯承此饮,椿岁小无穷。

——唐·孟郊《井上枸杞架》

僧房药树依寒井,井有清泉树有灵,翠黛叶生笼石甃,殷红子熟照铜瓶。枝繁本是仙人杖,根老能成瑞犬形。上品功能甘露味,还知一勺可延龄。

——唐·刘禹锡《枸杞临井》

枸杞树临井而生,枸杞架把井遮盖得严严实实(甃,zhòu,井壁)。枸杞益寿,它的枝叶宛如仙人的车盖,不同于凡木,饮井水而亦有宜,有达"椿岁"的期望。椿岁为长寿之喻。典出《庄子·逍遥游》:"上古有大椿者,以八千岁为春,八千岁为秋"。

文人观孟郊的诗,认为"影疏千点月,声细万条风"两句最有特色,对仗工整,声色俱佳。刘禹锡的诗,有序曰"楚州开元寺北院枸杞临井繁茂可观,群贤赋诗,因以继和。"是与孟郊等的咏和之作。从咏药诗的角度来观赏他们的诗作,则可重点品味作者对枸杞益寿功效的领会和宣传。无怪乎刘禹锡的诗流传得更广，"上品功能甘露味，还知一勺可延龄"，则几乎成了枸杞子药性的专用宣传词。

唐朝诗人们咏吟的这临井的枸杞，在《本草纲目》中有记载："润州开元寺大井旁生枸杞，岁久土人目为枸杞井，云饮其水，甚益人也。"书中同时还记载有山东的蓬莱县南丘村的人喜吃枸杞，因而人多长寿：

"蓬莱县南丘村多枸杞，高者一二丈，其根盘结甚固，其乡人多寿考。"

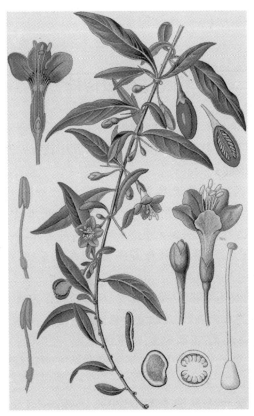

图22　枸杞植株形态手绘图

咏吟枸杞的诗作，当然还有东坡居士的《小圃五咏》，得到更多人的传述。他在田野山泽亲自种植枸杞，对医药颇多喜好，时为贬居惠州之时，却有闲适自逸之情。他的一生屡经磨难，却都能保持乐观情绪，除了他的"超然自达"，亦不乏"寓意于物"。

神药不自闷，罗生满山泽。日有牛羊忧，岁有野火厄。越俗不好事，过眼等茨棘。青蒉春自长，绛珠烂莫摘。短篱护新植，紫笋生卧节。根茎与花实，收拾无弃物。大将玄吾鬓，小则饷我客。似闻朱明洞，中有千岁质。灵庞或夜吠，可见不可索。仙人倘许我，借杖扶衰疾。

——宋·苏轼《小圃五咏·枸杞》

枸杞故事极传神

唐代有一位兵部尚书叫刘松石的，著有《保寿堂经验方》，汇集了一些具有益寿延年作用的成方，其中就有一则枸杞滋补方，方名为地仙丹：

"春采枸杞叶，名天精草。夏采花，名长生草。秋采子，名枸杞子。冬采根，名地骨皮。并阴干，用无灰酒浸一宿，晒露四十九昼夜，取日精月华之气，待干为末，炼蜜丸，如弹子大，每早晚各用一丸，细嚼，以隔夜百沸汤下，久服可轻身不老，令人长寿"。

只说功效还不够，并举例有受益的人物，作为典型：

"昔有异人赤脚张，传此方于猗氏县一老人，服之寿百余，行走如飞，发白反黑，齿落更生，阳事强健。"

而在宋朝的官修方书《太平圣惠方》中，更记载有这样"打老儿"的传说：

"神仙服枸杞法，出《淮南枕中记》。有一人，往河西为使，路逢一女子，年可十五六，打一老人，年可八九十。其使者深怪

142

之,问其女子曰:'此老者是何人?'女子曰:'我曾孙。''打之何故?'此有良药不肯服食,致使年老不能步行,所以处罚。'使者遂问女子:'今年几许?'女曰:'年三百七十二岁。'使者又问:'药复有几种,可得闻乎?'女云:'药唯一道,然有五名。'使者曰:'五名何也?'女子曰:'春名天精,夏名枸杞,秋名地骨,冬名仙人杖,亦名西王母杖。以四时采服之,令与天地齐寿。'……但依此采治服之,二百日内,身体光泽,皮肤如酥,三百日徐行及马,老者复少,久服延年……"

两则神话故事,传神地宣传了枸杞子的滋补功效。有人认为并非史实,未免显得荒诞不经,其实这正是古人的医药科普与宣教。早在我国最早的药物学专著《神农本草经》中,就将枸杞子列为滋补延年的上品药,称其"久服坚筋骨,轻身不老,耐寒暑"。

当然,枸杞子也曾是古代服食求仙之药,所以才有如此众多的神话传说。翻开《本草纲目》,李时珍就还录有《续仙传》中的故事:

"朱孺子见溪侧有二花犬,逐入枸杞丛下。掘之得根,形如二犬。烹而食之,忽觉身轻。"

你看,这儿服食的已经不是枸杞的果实,而是枸杞根了。

借着神话故事的余韵,我们录几则枸杞食疗方。枸杞食疗方众多,这几则均为枸杞膏滋,是养生文献及医书中所记述的。

采枸杞子红熟者,去蒂,水洗净,沥干,砂盆内研烂,以细布袋盛,漉去渣,沉清一宿,去清水,若天气稍暖,更不待经宿,入银石器中,慢火煎熬成膏,不住手搅之,勿粘底,候稀稠得所,泻向新瓷瓶中盛之,蜡纸封,勿令透气,每日早朝温酒下二大匙,夜卧再服,百日身轻气壮,耳目聪明,须发乌黑。

——宋·周守忠《养生杂纂》

多采鲜枸杞,去蒂,入净布袋内,榨取自然汁,沙锅慢熬,将成膏,加滴烧酒一小杯收贮,经年不坏。或加炼蜜收亦可,须当日制就,如隔宿则酸。

——清·朱尊彝《食宪鸿秘》

近代名医张锡纯,用枸杞子制成了膏方金髓煎,取其滋补强壮。

"金髓煎:枸杞子,逐日择红熟者,以无灰酒浸之,蜡纸封固,勿令泄气,两月足,取入砂盆中,研烂滤取汁,同原浸之酒入银锅内,慢火熬之,不住箸搅,恐黏住不匀,候成饧,净瓶密贮,名金髓煎。每早温酒服二大匙,夜卧再服,百日身轻气壮,积年不辍,可以延年益寿。"

——张锡纯《医学衷中参西录》

可见,从宋朝迄今,都有把枸杞子熬成膏滋来进补的。现在,中药膏方进补有流行之势。这正是极简便又实用的枸杞膏方,不是吗?

枸杞功效可明目

宋朝张耒咏枸杞的诗句,说枸杞有"坚筋及奔马,莹目察秋毫"的功效。枸杞子的明目作用是肯定的。

中医学认为,枸杞子补养肝肾而能明目。正因为有明目之功,枸杞子在民间被称之为"明眼草子"、"明目子"。

对于枸杞子的明目作用,中医药文献中的解释与其滋补肝肾的功用有关。

如明代医药学家倪朱谟在《本草汇言》说:

"俗云枸杞善能治目,非治目也,能壮精益神,神满精足,故治目有效。"

明代名医缪希雍在《神农本草经疏》中说:

"枸杞子能生精益气,除阴虚内热明目者,盖热退则阴生,阴生则精血自长,肝开窍于目,黑水神光属肾,二脏之阴气增益,则目自明矣。"

枸杞子入肝、肾二经,因此对肝肾不足造成的眼睛不好很有疗效。所以,凡由于肝肾亏虚所致的视物昏花,目暗目涩,用枸杞子治疗确有效验。尤其是老年人,常有眼睛发干的症状,往往见风就流泪,且多伴头晕目昏。治疗此类病症,可将枸杞子与菊花、熟地黄、山药等同用,常用的成方或成药如大家所熟知的杞菊地黄丸。耳目昏花的老年人服用杞菊地黄丸就很对症,很有好处。现代制剂也有制备成杞菊地黄口服液的,服用更加方便。

这儿不细述杞菊地黄丸,而是述说《太平惠民和剂局方》中的菊睛丸,药仅四味,组成为:枸杞子90克,巴戟天(去心)30克,甘菊(拣)120克,肉苁蓉(酒浸去皮、切、焙)60克。上药均研细末,炼蜜为丸,如梧桐子大,每服三五十丸,温酒或盐汤下,空心食前服。功用补益肝肾,主治肝肾不足所致眼目昏暗,视瞻不明,茫茫漠漠,常见黑花,多有冷泪。

作为药食两用珍品的枸杞子,我们还是忘不了它的食疗应用。就其明目之用,介绍数则食疗方如下,以方便适用者选用。

枸杞猪肝汤:原料有猪肝100克,枸杞子(干品)50克。将猪肝切片,与枸杞子同入锅中,加水适量,先用大火烧沸,再用小火煨30分钟即可。可略加盐调味。吃猪肝喝汤,每日一剂,分两次服完,可连续服用一周。此款药膳具有补肝肾、养血明目的功效,适用于小儿晚间视物不清,身体虚弱。中老年人也很适用。

枸杞菊花茶,或简称杞菊茶:原料有枸杞子、菊花各10克。以开水冲泡15分钟后代茶饮用。此款药茶具有养肝明目、疏风清热的功效。适用于视力衰退,目眩,夜盲症。

枸杞桑菊茶:原料有霜桑叶6克,干菊花6克,枸杞子9克,决明子6克。将决明子炒香,或直接选用炒决明子;桑叶晒干后搓碎。将诸药放入杯中,开水冲泡15分钟,即可频频饮用。此款药茶具有清肝明目的功效。适用于高血压、高脂血症、眩晕病、红眼病、肝火目赤、头昏脑胀,以及肝火便秘等情况下饮用。

防治老年黄斑症

2004 年《中国中医药报》、新加坡《联合晚报》都曾报道,香港理工大学进行的一项研究发现,每日服食小量枸杞子,有助减低出现老年退化性黄斑症的机会。

老年性黄斑变性是 65 岁或以上长者丧失视力的最主要原因。黄斑主要是由玉米黄素(plasma zeaxanthin)组成,这种物质有助抗氧化,并能吸收容易损害眼睛脆弱细胞和组织的蓝光。因此,香港理工大学彭雅诗教授等进行了临床研究,以了解含丰富玉米黄素的中药材枸杞子,是否有助减低患上退化性黄斑症的机会。

参与临床研究的 27 名男女入选者,年龄介于 22~48 岁之间,其中 14 例连续 28 天,每日皆以 15 克(约一汤匙枸杞子)弄碎用水服用;其余人则饮用清水。研究人员在第 29 日为两组人士作"空腹抽血",发现连续 28 天服用枸杞子的组别,血液内的玉米黄素,较 28 日前的血液样本增加 2.5 倍;反之,饮用清水的组别则没有增加。

彭雅诗教授说,以前有关枸杞子明目的研究,都没有人类临床数据,他们从这次研究所获得的资料显示,枸杞子或有助增强视网膜黄斑组织,减低年长者随身体细胞组织退化,而患上退化性黄斑症的危机。

不过,由于研究未有证明人们服用枸杞子后,其所含的玉米黄素是否直接补充视网膜黄斑,以及服用多少枸杞子才有助减低退化性黄斑症,彭雅诗说,他们稍后会在这些重要的研究范围作深入探讨。

由之,我们联想到,枸杞子在中医临床用于抗衰老、明目已有悠久的历史,我们不难相信,此项研究所得出的以上阶段性成果,足以从一定的层面上印证枸杞子具有肯定的抗衰老作用。

"古之人不余欺也"。但现在的怀疑论者太多了,好多情况下,我们不得不用实验对古老的中医药认识进行旁证。

确实,对中医药学,是有不少的怀疑论者的。同样都是怀疑论者,目的却也有着千差万别。有的人希望消灭中医,有的人是为弘扬中医。有的人乐此不疲地进行老鼠点头实验,有的人就反对一切都得让老鼠点头。让老鼠点头并非完全没有好处。"去粗取精,去伪存真,由此及彼,由表及里"。

中医药学要继承发展,可我们能把精力都耗费在争鸣与怀疑之中吗?

借此之际,介绍此前(1989年)国内用枸杞子提取物延缓衰老的另一项临床观察研究,以对验证枸杞子的滋补抗衰作用再管窥一次。

宁夏枸杞提取物,每日100毫克,分早晚两次口服。有40例68岁的老年人参与了观察,无心肝肺肾等疾病,但存在一些衰老症状,其中有头昏14例,易疲劳7例,胸闷7例,睡眠不良9例,食欲不振3例。结果:这组参与观察的老年人,用药后临床症状的变化,除了易疲劳还有2例存在外,其余症状全部消失。

我们还是再看看这些人一些检查指标的变化吧。

白细胞计数与分类:白细胞计数由 $6.70 \times 10^9/L \pm 1.73 \times 10^9/L$ 增加到 $8.22 \times 10^9/L \pm 1.58 \times 10^9/L$;中性粒细胞绝对数值从 $3.78 \times 10^9/L \pm 1.44 \times 10^9/L$ 增加到 $5.03 \times 10^9/L \pm 1.50 \times 10^9/L$。

肝功能:除黄疸指数和麝香草酚浊度试验(注:因可靠性不强,此项检查后被淘汰)略有变化外,其余三项浊絮试验、谷丙转氨酶、乙肝表面抗原均属正常或阴性。免疫球蛋白 G(IgG)升高,统计学比较有显著性差异,免疫球蛋白 A(IgA)与免疫球蛋白 M(IgM)无明显变化。溶菌酶下降,淋巴细胞转化试验中的刺激指数明显增高,统计学比较有显著性差异,E 玫瑰花环测定值明显升高,统计学比较有非常的显著性差异。

从以上指标的变化说明,口服枸杞子提取物,起到了提高机体工作能力,增强特异性与非特异性免疫功能的效果。

单方数则求实效

有效才是硬道理。但同样有效的不同方法,还要讲求简单是金。

以下选几个既简单又有效的枸杞子单方。

治疗男性不育症:以精液异常者为病例选择标准。单用枸杞子15克,每晚嚼碎咽下,连服两个月为一个疗程。经过化验检查,一般在精液常规转为正常后,继续服用 个疗程。用药期间,适当减少房事次数。有董德卫等医师,用此法治疗观察42例男性不育症患者,其病情程度,无精子者6例,精子每毫升1千万~4千万者15例,4千万~6千万者21例;活动力弱11例,活动力一般25例。经过服药一个疗程治疗,精液恢复正常有23例;经过两个疗程的治疗,又有10例恢复正常;其余9例中,6例为无精子者,服药治疗无效,另3例疗效不佳。两年后随访,精液转正常的33例均已生育后代。这是在1988年《新中医》杂志上报道的。临床观察表明,此单方对无精子者无效,应另外查找其无精子的原因。

查找古代文献作为依据,可以看到,在较早的药学专著《本草经集注》中,记载枸杞子可"补益精气,强盛阴道"。明朝王肯堂《证治准绳》中创制的治疗肾虚不育、阳痿早泄的名方——五子衍宗丸,就是以枸杞子为主药的。明朝张景岳在《本草正》体会说:

"枸杞子能补阴,阴中有阳,故能补气,所以滋阴而不致阳衰,助阳而能使阳旺……此物微助阳而动性,故用之以助熟地最妙。其功则明耳目,壮神魂,添精固髓,健骨强筋,尤止消渴……"

不亏为"张熟地",论述枸杞子的作用也离不开谈它与熟地黄的配伍如何。

治疗肥胖症:单用枸杞子 30 克,每日用开水冲服,当茶饮,早晚各一次。有景虎修医师,治疗观察了 5 例患者,男性 2 例,女性 3 例,平均年龄 39 岁,其脂肪储量均超过 20%。治疗一个月后,最低减重 2.6 千克,最多 3.0 千克。在连续应用四个月后,体重均恢复到了正常。亦报道于 1988 年的《新中医》杂志。

治疗慢性萎缩性胃炎:取宁夏枸杞子洗净,烘干打碎分装。每日 20 克,分两次于空腹时嚼服,连续应用两个月为一个疗程。服药期间一般停用其他中西药物。有治疗萎缩性胃炎患者 20 例的观察报道,均系胃镜与病理检查确诊者,临床症状主要表现为胃脘痛,嗳气,嘈杂,便秘或便溏。经过 2~4 个疗程的治疗观察,以临床症状消失为显效 15 例,以临床主要症状减轻为有效 5 例。胃镜及活检疗效,显效 7 例,有效 10 例,无效 3 例。此上海的陈绍蓉医师等报道于 1987 年的《中医杂志》。

治疗老年人夜间口干症:单用枸杞子 30 克,每晚嚼服,徐徐咽下,连续应用 10 天。治疗 30 例经常性夜间口干的老年人,治愈 24 例,好转 6 例。此症与老年人肾精亏损,元阴元阳不足有关,枸杞子甘平质润,可滋阴液,故用此治。此为湖北的段龙光医师报道于 1989 年《新中医》杂志。

张锡纯不独用枸杞子而创制了补益膏方金髓煎,五十岁后他出现夜间口干,也通过嚼食枸杞子而得到缓解。

愚自五旬后,脏腑间阳分偏盛,每夜眠时,无论冬夏床头置凉水一壶,每醒一次,觉心中发热,即饮凉水数口,至明则壶中水已所余无几。惟临睡时,嚼服枸杞子一两,凉水即可少饮一半,且晨起后觉心中格外镇静,精神格外充足。即此以论枸杞,则枸杞为滋补良药……

——张锡纯《医学衷中参西录》

值得注意的是,临床上有报道过服用枸杞子引起过敏反应的个例,应引起重视。

这说明,即使是药食两用的枸杞子,也不是完全有益无害的。但我相信,思维正常的人们是不会被中药是"毒物入口"的幼稚或无知说法吓倒的,因为未见因噎废食者。

中药治病,是用药性之偏,纠病性之偏,最终达到人体平衡协调的状态——"阴平阳秘"。

益寿煮食枸杞粥

我们说了枸杞子的明目,说了它防治老年性黄斑变性,其实都与枸杞子的滋补功用有关——莫忘枸杞子的功效即滋补肝肾。正因为如此,古代中医眼科著作《眼科秘诀》中的一则药粥方,药王孙思邈也就不单纯用它来明目了。

杞实粥方:芡实七钱,枸杞子三钱,粳米(晚熟者)大半茶钟。用砂锅一口,先将水烧滚,下芡实煮四五沸,次下枸杞子煮三四沸,又下粳米,共煮至浓烂香甜。空腹食之,以养胃气。四十日皮肤润泽,一百日步履壮健,一年筋骨牢固,久服聪耳明目,延年益寿。

——唐·孙思邈《眼科秘诀》卷二

芡实也是一味具有补益作用的药食两用中药,偏重于健脾补肾。把枸杞子与芡实同煮在粥中,到"浓烂香甜"的程度,经常食用,确可起到肝脾肾同补之效。无怪乎药王孙思邈把这"杞实粥方"的疗效赞得像花儿一样了——皮肤润泽,步履壮健,筋骨牢固,聪耳明目,延年益寿。

这么简单的食疗方法,不妨推荐给广大老年人养生保健时使用。

对!中国已开始逐步跨入到老龄社会。药粥养生,简单实用,很值得向老年人推荐。

粥食特别适合老年人。南宋诗人陆游(1125—1210年)享年85岁,堪称高寿,他的养生经验即颇重食粥,他在《食粥》诗

中说:

"世人个个学长年,不悟长年在眼前。我得宛丘平易法,只将食粥致神仙。"

虽老亦可有所为,"居然尝药学神农"。如果把中药加入粥中,发挥其养生益寿的功用,这不是很好的食疗方法吗?

最后,我想说,这被称为宁夏之宝的枸杞子,实堪称为"老年人之宝"!合适应用,让它成为老年人健康保健之宝——

枸杞最是长寿果,红宝奉于老人享。

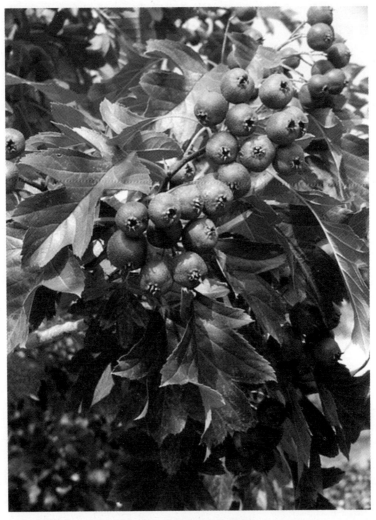

图 23　结满红果的山楂树

酸酸甜甜红果情

行路迢迢入谷斜，系驴来憩野人家。

山童负担卖红果，村女缘篱采碧花。

——宋·陆游《出游》

冰糖葫芦——山楂的代名词

幸福有许多种。吃嘛嘛香是一种幸福。

要想吃嘛嘛香，必须得有好胃口。胃口好就幸福？是啊，因为这其中充满了哲理。有人就说过——身体健康是人幸福的生理基础。

而勾引起许多人胃口的，就有那酸酸甜甜的冰糖葫芦。

冰糖葫芦是北方人的至爱。有些地方又叫它糖球。正月十六，青岛海云庵庙会，卖山楂串的特别多，久而久之，被老百姓叫成了"糖球会"。主角是消食的山楂与萝卜。所以虽然庙会盛况空前，有人却说这是山楂、萝卜的"盛会"。

山楂又名红果、棠棣子，它是蔷薇科植物山楂或山里红所结的成熟果实。

山楂这种植物是中国的原产，它被栽培的历史已超过三千年。秦汉时期的《尔雅》一书中即有其记载，称之为"朹"。山里红正是山楂原植物在栽培后所产生出的植物变种，确切的说，不过是大果的山楂。山楂与山里红，二者其实一家人。从植物学上区分它们是两种，而在老百姓那儿，许多时候完全混称，是难分你我的。

山楂曾是皇家园林——汉武帝的上林苑中的栽培树木，而

153

且并不限于单一品种。晋朝葛洪的《西京杂记》中记载,至少有三种不同产地的山楂类植物,古代所用"查"字即楂:

> "初修上林苑,群臣、远方,各献名果异树,亦有制为美名,以标奇丽……查三:蛮查、羌查、猴查。"

——晋·葛洪《西京杂记》

至于冰糖葫芦的由来,也可以追溯到很久以前。故事传说往往比文字记载更久远:南宋绍熙年间,光宗(1147—1200年)皇帝最宠爱的妃子病了,面黄肌瘦,不思饮食,身体衰弱。宫廷御医用了许多贵重药治疗都不见效,于是张贴皇榜招医。一位民间郎中揭榜进宫,为贵妃诊脉后,许以半月必愈。给出的治疗方法却很一般:将山楂与红糖煎熬,每饭前吃五至十枚。经过这样的食疗,贵妃的病果然如期痊愈。后来,这种酸脆香甜的蘸糖山楂传入民间,并成为串起来的冰糖葫芦。

民间中医用普通的山楂果,治好了光宗皇帝爱妃的病,功劳不小。而正因为山楂常见,并非"人间能得几回闻"的稀罕之物,才能被百姓们模仿而制作成了人见人爱的冰糖葫芦。

药食同源。由食而药,山楂正是一种药食两用物品。说它普通颇符合生活实际,因为能够治病救人,说它是珍品也不为过。

食说山楂人人爱

竹枝词本为唐代乐府曲名,是由民歌演变而来的,以吟咏风土为主要特色。有一首咏山楂(冰糖葫芦)的竹枝词,描绘老幼对冰糖葫芦都喜爱的古代生活场景,折射出家庭中敬老爱幼的温暖与感人:

> "露水白时山里红,冰糖晶映市中融。儿童戏食欢猴鼠,也解携归敬老翁。"

寒露过后又霜降。天气冷了，一串串冰糖葫芦却上市了。红果蘸糖，晶莹引人，让儿童喜上眉梢，活蹦乱跳。更感人的是，孙儿举着它，不忘带回家中敬奉给白发老翁。多么诱人的一幅市井风俗画啊！读到它，令人心中充满了对山楂制作的冰糖葫芦上市时儿童欢喜、其乐融融的美好念想。

"都说冰糖葫芦儿酸，酸里面它裹着甜；都说冰糖葫芦儿甜，可甜里面它裹着酸……"

无论是贫穷的过去，还是富足的今天，大家都喜欢冰糖葫芦。是啊，歌曲中的《冰糖葫芦》更让人抹不去那些童年的记忆。是诱惑，是甜蜜，还是什么，真不是一句话儿能说明白的事。

中国出产山楂的地儿多了。但产于北方的北山楂比产于南方的南山楂质量要好。

除了冰糖葫芦，用山楂制作的小食品像山楂片、山楂糕、果丹皮等也都颇受人们的青睐。

清朝杨静亭有《都门杂咏》诗，就专吟山楂糕：

"南楂不与北楂同，妙制金糕数汇丰。色比胭脂甜如蜜，解酲消食有兼功。"

诗中所吟的金糕，乃指北京汇丰斋的山楂糕。山楂糕是北方有名的小吃，其实却是从南方发源的。明朝李时珍在《本草纲目·果部》中记载，有一种小果的山楂，既可入药用，又特别适合做成"楂糕"：

"一种小者……可入药用，树高数尺，叶有五尖，桠间有刺，三月开五出小白花，实有赤黄两种，肥者如小林檎，小者如指头，九月乃熟，小儿采而卖之。闽人取熟者去皮核，捣和糖蜜作为楂糕，以充果物，其核状如牵牛子，黑色甚坚。"

伟大的药物学家的说法是很明确的：越是小的不堪食用的山楂，其实"可入药用"。因为甜度不够好，不堪生食，所以南方人才加上糖和蜜，把它做成山楂糕。

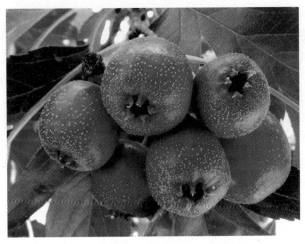

图 24 红红的山楂果

山楂糕做薄了，卷成卷，就成果丹皮。果丹皮可以制作的很薄而且颇有韧性，还能保存很长时间。薄的果丹皮可与纸相比拟，历史上就有一则用果丹皮写军书的故事。

清朝有一名宫廷作家高士奇，曾随康熙皇帝参加平定准噶尔的远征。康熙三十六年（公元 1697 年），在去宁夏督师途中，写下了一首名为《果子丹》的七言诗：

"绀红透骨油拳薄，滑腻轻碓粉蜡匀。草罢军书还灭迹，嚼来枯思顿生津。"

他在诗后注明"山楂，煮浆为之，状如纸薄，匀净，可卷舒。色绀红，故名果子丹。味甘酸，止渴。"

这种"果子丹"就是果丹皮。油拳、粉蜡为唐宋时期纸的著名品牌，清朝那写军书的果丹皮已能做到像油拳、粉蜡纸一样，又薄又匀，可见果丹皮的制作水平很高。

山楂这么好吃，让人直流口水，解醒消食，那作用真是没得说。这样的好东西如果不作药用，也真是可惜了。药食同源，冰糖葫芦的发明就与它用于治病有关，所以我们更应该熟

悉它的药性才是，让它帮助人们解除病痛，毕竟治病比解馋更
重要。

山楂消肉食积滞

"肉食者鄙"。不能否认它有说吃肉多了不太好的意思吧。
但过节宴饮，还是会让许多的富贵人或普通人在有意或无意之
中吃下过多的大鱼大肉。

贪多嚼不烂，饱食易中满。多吃肉食之后，容易引起食积。
从健康的角度出发，多食鱼肉之后，就该关注到消食助消化了。

食积是典型的生活方式病。过去，食积也可造成比较严重
的后果。比如明朝时有个典型的事例，那是李时珍邻居家有个
小孩，因食积不化，面黄肌瘦，腹胀如鼓。他在上山时无意中采
到了很多野山楂，小孩子就把这种野果当作美味吃了个饱，直吃
到肚大腰圆的程度。但过多的野山楂入腹后，令他在回到家后
大吐痰水。想不到的是，食积的毛病却因此而治愈。身边的这
一事例让李时珍瞪大了眼睛——物类感应，这效果可真值得让
我好好想想啊。

按《物类相感志》言："煮老鸡、硬肉，入山楂数颗即易烂。"
则其消肉积之功，盖可推矣。珍邻家一小儿，因食积黄肿，腹胀
如鼓，偶往羊枕树下，取食之至饱，归而大吐痰水，其病遂愈。羊
枕乃山楂同类……

——明·李时珍《本草纲目·果部》第三十卷

邻居家的小孩，治好食积的原因归之于山楂消食助消化！
可不是咋的，难怪老百姓都知道在煮老鸡、硬肉的时候，加入
几颗山楂，那肉就容易煮烂。敢情山楂有消肉积的功效。这
让李时珍感叹：人家普通百姓比我这医家出身的专业人士还
地道。

山楂消食的效果是可以验证的，李时珍得出下面的结论肯

定不是凭空而来的：

"凡脾弱食物不克化，胸腹酸刺胀闷者，于每食后嚼二三枚（山楂），绝佳。但不可多用，恐反克伐也。"

李时珍在山楂〔集解〕项中说，山楂是"古方罕用"的一味药物，"自丹溪朱氏始著山楂之功，而后遂为要药"。朱丹溪（震亨）是元朝时的名医，他的《本草衍义补遗》记录了应用山楂治病，所以李时珍将山楂治病的首功归于朱丹溪。

老百姓为什么懂得山楂化肉积，显得比李时珍还专业？这一作用最早推广恐怕是一本科普书籍的功劳。元朝吴瑞有本《日用本草》，其中对山楂进行了科普宣传。因为《日用本草》所涉皆日常之物，所以应当流传更广，面向百姓。李时珍在山楂主治项中，非常认真地收录了吴瑞的观点——山楂"消食积，补脾"。

最终，李时珍在《本草纲目》总结山楂的功效时说，山楂可"化饮食，消肉积，癥瘕，痰饮痞满吞酸，滞血痛胀"。

这可是李时珍自己的宝贵经验总结，既不同于朱丹溪山楂"健胃，行结气。治妇人产后儿枕痛，恶露不尽，煎汁入沙糖服之，立效"之说；也不同于明朝宁原《食鉴本草》中"（山楂）化血块气块，活血"之说。《本草纲目》在山楂的主治项下并列收录了他们的不同经验。

为消食积巧配伍

首次记载山楂"能消食"的本草文献，要数南宋王介撰绘的《履巉岩本草》，此书的内容为彩色药图加文字说明。书中名为"棠球"的山楂，其白花红果的特征描绘得很清楚。文字中则说："小儿呼为山里果子者是也。能消食。"由于是彩图绘本，所以此书颇为珍稀，仅有明抄绘本孤本传世，现今藏在国家图书馆。这本书未流传到外面，就难以产生影响。显然，它最早记载山楂"能消食"的事实被李时珍忽视了。

明朝末年有位名医李士材,也称赞山楂有消食积的功效,说山楂可治疗"小儿乳食停留"(《本草图解》)。

清朝名医王士雄熟识饮食物的药用功效,擅长运用饮食疗法治病,他在《随息居饮食谱》中总结山楂具有"散结消胀,解酒化痰,除疳疾,止泻痢"的功效。

清朝名医黄宫绣《本草求真》认为:"脾有食积,用此(山楂)酸味,以为消磨。"

可见,自古以来山楂即被中医用为消食积的要药。山楂善消肉食积滞,止泻痢腹痛。进肉食过多后,引起脘腹胀痛,单用山楂煎服即可取效。正如李时珍在山楂附方中收录有杨起《简便方》中的单方:

"(治)食肉不消:山楂肉四两,水煮食之,并饮其汁。"

中医治疗食滞不化,脘腹胀痛,常将山楂与神曲、麦芽、槟榔、枳实等消食行气药配伍,效果更好。

焦山楂、焦神曲、焦麦芽三者同用,可互相增强消食导滞的作用,处方中所见的"焦三仙",即为焦山楂、焦神曲、焦麦芽之合称。如再加焦槟榔,则合称为"焦四仙",又加强了下气消积的作用。这些药物有消食导滞功效,有人简称之为"消导药"。

中药炮制是中医学的一大特色。一些消食中药为什么特别强调要"炒"或"焦"呢?原来,药材经炒之后,变焦出香味,那消食的作用加强,符合中医学"焦香健脾"的理论。而五脏中的"脾",在中医理论中是"主运化"的,"运化"是中医学术语,与消化功能有直接的关系:中医所谓"健脾助运"指的就是可增强机体的消化功能。

因伤食引起的腹痛泄泻,中医多用炒焦的山楂研末服用,或配伍木香、槟榔。用山楂配伍小茴香、橘核,可治疗因寒滞经脉而导致的疝气疼痛。

在消食积的基础上,山楂也可用于消除更为严重的痰涎内积。如被称为丹溪翁的朱震亨，他在《丹溪心法》中创制有小阿魏丸，就是用山楂、食碱和半夏配伍，与阿魏均粉碎为末，用醋浸糊制为药丸，内服，用于治疗痰涎内积。

据研究分析，山楂中含有山楂酸、柠檬酸、酒石酸、苹果酸、维生素 C 等成分，食用后能够增加胃中酶类分泌，促进消化功能。山楂中还含有一种解脂酶，能帮助消化脂肪类食物。所以山楂可消油腻肉食积滞不化，治疗小儿乳食停留，并且可解除痄疾。对胃酸少而食后腹胀，有一简便有效的方法，就是：于饭后嚼食山楂二三颗，能够促进胃酸的分泌，健胃消食而除胀。

常用的消食中成药中有保和丸、大山楂丸，它们均以山楂为主药。为助消化而选药，你可以多考虑一下山楂。

山楂更可化瘀滞

酸楂，老百姓也这样称呼山楂。起名有缘由，红果以其色，酸楂以其味。山楂酸酸的，好吃，有的人特别喜欢它的酸味。

怀孕是妇女的一个特殊生理过程，怀孕后某一时段孕妇往往特别想吃酸味食物。这是为什么呢？

因为妇女怀孕后，胎盘会分泌一种叫作绒毛膜促性腺激素的物质，它有抑制胃酸分泌的作用，使得胃酸分泌显著减少，消化酶活性降低，从而会影响到胃肠的消化吸收功能。这常使孕妇容易产生恶心欲吐、食欲下降、肢软乏力等症状。老百姓说这是"害喜"了。

由于酸味能刺激胃分泌胃液，并且能提高消化酶的活性，促进胃肠蠕动，增加食欲，有利于食物的消化与吸收。所以，多数孕妇都爱吃酸味食物。怀孕后爱吃酸，这是机体顺应自身需求的一种本能反应。

就有孕妇只知道山楂的酸，却没注意到它的药性，结果因吃得太多,却造成了严重的不良后果——流产。这可真不是危言耸听。广州中医学院的关卿发表于 1978 年《新中医》杂志上的《山楂漫话》就说:"笔者想起近年曾有因食生山楂肉,致使孕妇流产的报道。"

由此,值得特别强调,山楂可不仅能够助消化,更可化瘀滞,具有活血化瘀的功用。

前人较早便已认识到山楂具有"消瘀血"、"祛瘀滞"的功用。擅长运用山楂,首推元代名医朱震亨。丹溪翁在他的《本草衍义补遗》中首载山楂"治妇人产后儿枕痛,恶露不尽。"这后来深受李时珍的称赞。

山楂单方治产后腹痛(儿枕痛)的现代应用,不妨举《吉林中医药》杂志 1990 年 5 期报道的医案来说明。

有一毛姓患者,25 岁,1980 年 8 月 20 日初诊。产后五日,少腹疼痛加并加重,按之痛甚。诊见面色青白,四肢欠温,恶露量少,舌黯红有瘀点,脉弦涩有力。给予焦山楂 50 克,水煎后加红糖服用。仅一剂即症安而愈。

产后保健用山楂,也可见于明朝名医王肯堂《肯堂医论》中的用法,这与丹溪翁用山楂治疗产后腹痛(儿枕痛)有异曲同工之妙。其法为:

取山楂末三钱,以益母草煎汤取浓汁,和陈醋、童便调服。产后第一日服三次,次日服两次,第三日服一次,第四五日山楂量减半,第六七日去山楂末只服益母草汤、陈酒、童便,至第八日停服。此方名"益母丹",王肯堂称"产后服之,百疾不生",说它是妇女产后调养的极好办法。

其实这正是发挥了山楂和益母草能够化瘀血而不伤新血的药性特长。王肯堂之后的明朝名医缪希雍,在所撰著的《神农本草经疏》中,也称赞山楂"产妇宜多食之"。

切记,山楂药用虽不适合孕期,却颇适于产后化瘀使用。

再谈山楂化瘀滞

近代名医张锡纯应用山楂的化瘀滞功效,在临床也颇有心得。他在山楂"药物解"中说:

山楂:味至酸微甘,性平。皮赤肉红黄,故善入血分,为化瘀血之要药。能除痃癖癥瘕、女子月闭、产后瘀血作痛(俗名儿枕痛)……若以甘药佐之,化瘀血而不伤新血,开郁气而不伤正气,其性尤和平也。

——张锡纯《医学衷中参西录》

有一位推车运货卖苦力的佣夫,腹中空空之时用力过度,造成内伤,竟至大口吐血,病倒在外。旅途困顿,病已不堪,却因偶尔捡食山楂而治愈。张锡纯在书中详细记录了他的这位老乡的病案,用来解说山楂具有化瘀之力。

邑张某家贫佣力,身挽鹿车运货远行,因枵(xiāo,空虚之意)腹努力太过,遂致大口吐血。卧病旅邸(dǐ,住所),恐即不起,意欲还里,又乏资斧。乃勉强徒步徐行,途中又复连吐不止,目眩心慌,几难举步。腹中觉饥,怀有干饼,又难下咽。偶拾得山楂十数枚,遂和干饼食之,觉精神顿爽,其病竟愈。盖酸者能敛,而山楂则酸敛之中,兼有化瘀之力……故获此意外之效也。

——张锡纯《医学衷中参西录》

山楂真是与女性有缘。山楂化瘀尚可用于治疗闭经。张锡纯的体会是:

女子至期,月信不来,用山楂两许煎汤,冲化蔗糖七八钱,服之即通,此方屡试屡效。若月信数月不通者,多服几次亦通下。

——张锡纯《医学衷中参西录》

临床上治疗此类血瘀病症,常用山楂再配伍当归、川芎、益母草、红花、桃仁、延胡索等活血中药,以加强活血化瘀止痛的作用。

现代临床应用山楂治疗黄褐斑,更可视为是对其活血化瘀功用的发挥。如《湖北中医杂志》1994年5期报道,用山楂治疗黄褐斑取得了较好的疗效。原料:用山楂300克,鸡蛋数枚。干山楂研为细末备用,黄褐斑患者先用温水洗面,擦干后,取山楂细末5克,加鸡蛋清调和成糊状,薄薄涂抹并覆盖面部,保留一小时。可同时配合手法按摩,帮助皮肤加强对药物的吸收,早晚各一次,连续使用一个月即60次。结果经治12例,有6例获得了痊愈,色素消退,肤色恢复正常。另有4例也有效。

许多爱美的女性,美容选择贴黄瓜。用以上涂抹山楂粉的方法,对脸上出现黄褐斑的女性,不是也很值得一试吗? 从药性分析,此法对于因瘀血所致者较为适宜,如药能对证,必会有较好的效果。

纸上得来终觉浅。我曾教一位年轻的女同事用此法治疗其产后双侧脸颊上出现的黄褐斑,确实明显有效。但有些遗憾的是,那黄褐斑难以完全祛除干净,黄褐斑变浅后痕迹会留存很久。别人继续教她用了其他的办法,比如维生素E胶丸涂抹,并没有起到更好的效果。

山楂化瘀治胸痹

药理研究证明,山楂能使血管扩张,有助于解除局部瘀血状态,还发现山楂对子宫有收缩作用。所以山楂不仅可用于妇人因血脉瘀阻所致的产后腹痛、痛经、经闭等,现今临床还运用山楂与其他药配伍,治疗由心脉瘀阻引起的胸部不适,因血瘀气滞而导致的肝脾肿大,以及动脉硬化、高脂血症等。

现代临床发挥山楂化瘀滞功效,将它配伍应用于治疗胸痹疼痛(冠心病、心绞痛)。

名老中医焦树德有体会："我对胸痹疼痛者，常在汤药中加用生山楂 15 克左右以活血止痛。"近来许多医家都在治疗心绞痛的方药中配伍山楂。

有山楂制剂冠心宁片，每片相当于含山楂生药约 3 克，每次服用 2~5 片，每日二三次，45 日为一个疗程，可用于治疗高脂血症。

山楂祛瘀止泻痢

在宋朝王璆编选的方书《是斋百一选方》中，对于肠风下血，已用寒药、热药及补脾药皆无效者，可单用山楂为末，用艾叶煎汤送服，有较好的疗效。此方在清代林佩琴《类证治裁·卷七》中被命名为"山楂子散"，称其作用在于"祛瘀"，并且强调要使用"炒山楂"。而且对于下血颜色鲜红者，提出用山楂配伍栀子、槐花，看得出是为了加强清血热和止血的作用。

明朝有两位江南的名医都推崇用山楂治泻痢：

缪希雍（1546—1627 年），字仲淳，号慕台，海虞（今江苏常熟）人，他称山楂可"治水痢"。

明末李中梓（1588—1655 年），号念莪，又号荩凡居士，华亭（今江苏松江）人，他称山楂可"理下血肠风"。

现代研究证实，山楂对痢疾杆菌有较强的抑制作用，而焦山楂对绿脓杆菌也有抑制作用。酸味能收敛，焦山楂又含活性炭，可增强收敛与吸附作用。

丹溪翁珍视山楂

现在该详说朱丹溪治病用山楂的宝贵开创之功。

最早重视山楂之功效者，首推元代名医朱丹溪，他在《本草衍义补遗》中记载山楂："健胃，行结气，治妇人产后儿枕痛，恶露不尽。"

朱丹溪说："治产妇恶露不尽,腹中疼痛,或儿枕作痛,山楂百十个,打碎煎汤入砂糖少许,空心温服"。"山楂,大能克化饮食。若胃中无食积,脾虚不能运化,不思食者,多服之,反克伐脾胃生发之气也。"

山楂最早的炮制也来自丹溪翁的经验,有炒或蒸熟的炮制方法。

现代药理研究证明,山楂具有收缩子宫之功,故可使子宫内的血块易于排出,从而促进子宫的复原而具有止血之作用。

先人用山楂治疗疾病的范围甚广,单方、复方比比皆是,在《丹溪心法》的积疝方中,便是以山楂为主药,用以化瘀滞。

由丹溪翁所首创的含山楂的成方再举例两则:保和丸,用治食积、腹痛、痞满;疝气方,用治寒疝腹痛。

其他著名的山楂成方再如:健脾丸,由明朝王肯堂《证治准绳》首创,用治脾胃虚弱;通瘀煎,由明代张景岳《景岳全书》首创,用治血瘀经闭。

药用不弃山楂核

山楂真是一种药果,它可用于治疗腰痛。

据北宋苏颂《图经本草》记载:山楂"治腰痛有效",并且"核有功力,不可去也"。

一般情况下,药用的山楂是不弃山楂核的。

《本草纲目》卷三十中,治老人腰腿痛,用山楂、鹿茸等分为末,制成蜜丸,每日两次服用。用药仅两味,其中鹿茸性补,而山楂性行,以药测方,本方对于寒湿、血瘀及肾虚腰痛,均为其适应证。

皇帝或是富贵病,治病都用到山楂核。清朝光绪皇帝患有腰痛病时,清宫御医曾用"山楂核,瓦上焙焦性,研末,每服三钱,十服。用老陈酒冲服,专治腰痛。"

入药偏要口味酸

山楂是普通的。对于我来说,山楂也有一种故乡的滋味。

工作后离了家,回到老家陪父母过年时,母亲拿出新鲜的山楂来,又红又大,保存的真好!怕我嫌酸,母亲说:"甜的,好吃。又面又甜,不酸。专门为你们留的呢。"

这引出我思考了很长时间的一个话题,那就是历史上的"药食同源"与当今所面临的"药食分化"的问题。我们说,酸山楂才是药用的正品。《中国药典》也以有机酸含量为指标规定了山楂的品质要求。也就是说,如果山楂的酸度达不到一定程度,是不能作为药用的山楂的。具体的量化标准就是,山楂药材干燥品中的有机酸含量,以枸橼酸计不得少于5%。

过去山楂的品种是有"药山楂"之称的,其实它来源于野山楂——那种比较瘦小、肉较坚实但味颇酸的果实。现在已经驯化的食用山楂,如果全成了甜甜的、面面的、比较适口的那些大山楂,它未必完全符合中医拿来药用的要求。看起来有必要仔细区分"食山楂"与"药山楂"了。其实,在中药材中,同样存在这样忧患的,还有百合等药食两用中药。

是啊,吃山楂还能吃得让人流产了?也难怪会有人不相信。如果山楂它不酸了,是不是真的还那么可怕呢?所以我在前面用了"危言耸听"几个字。

不要让人类的手消灭了野山楂丰富的种质资源。深一步讲,还不能仅从实用上来强调自然界物种的多样性。

我们呼唤"药山楂"!毕竟为人治病疗疾是比果腹尝鲜更迫切和重要的需求。

歌声《又见山里红》

再回到母亲与山楂的话题。

既然母亲想着为我留山楂果，后来，我就对母亲说，不要买那些甜山楂，就买那些小的、酸的，秋天山楂下果时买一些，既不贵，别人又不屑要。就用这样的，给我切点山楂片吧。坐在办公室中，缺少了活动，已吃的大腹便便了。可以平常泡点山楂水喝一喝，希望借此减减肥。山楂降脂效果很好，我还告诉父母亲，你们年纪大了，也可以偶尔喝点山楂水，助消化，清清瘀。

再回到家中过年时，就见到了母亲准备的一大堆山楂片。

我嗔怪母亲，怎么用得了这么多啊。

母亲说，这不是买的，是亲戚送的。姥姥家的那个山村，有位舅舅承包的山坡上有不少山楂。后来，山坡上的土地被转换了，人家要重新开发，那些已经生长了好多年的山楂树，很快就要被砍掉了。那位舅舅来村中卖山楂，母亲说要吃山楂，哪还用得上花钱买呀，舅舅一下子就送了半筐。连母亲说专门要挑点那些小的、不好的都不让。舅舅说自家人，吃就吃最好的。明年想吃咱们自家的，还没有了呢。今年就多送给一些好的，多吃一点吧。

听到这儿，那浓浓的亲情，让一种比蜜还甜的滋味涌上我的心头，溶于血液，却说不口。直到有一天，有一首歌《又见山里红》，替我唱出了山楂温暖我的情怀。

那是你秋天依恋的风／那是你漫山醉人的红／那是你含情脉脉的心／酸酸甜甜招人疼

你是我一片思乡的情／你是我童年最真的梦／你是我藏在心中的歌／今天唱给你来听

又见山里红／久别的山里红／你把太阳的色彩／浓缩成故乡情

又见山里红／故乡的山里红／你把燃烧的岁月／融化在我

心中

这确实是令人想不到的,药识山楂,竟然让我成为了一个文艺老青年。那就借着看山楂花开,更多地抒情一番吧。

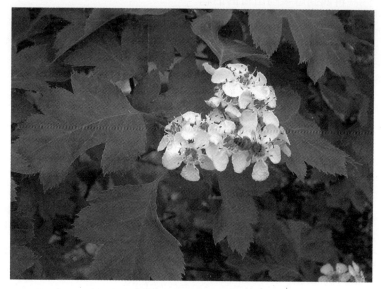

图25　白色的山楂花

山楂花开白如雪

因为连续写山楂,所以在2010年的春天,我想特别仔细地观察山楂花开。就在城市里面看山楂花开? 是啊,在济南经十路老校区实验楼前的那一棵山楂树,成了我的观察对象。

那年春天的节气比往常晚了许多,这在当时是人人都感觉得到的。叩问春深深几许,鲜花作伴不愿归。

济南的春天往往比较短。在这个深深的春天里,让我留意看了许多的花。从金黄的迎春花、连翘花,到粉的红的杏花、桃花、榆叶梅和碧桃花,紫的、白的、黄的玉兰花会错时开放,柔弱的丁香花开放时散发出了沁人心脾的香气,连富贵的牡丹也已经绽开了硕大的笑脸。

春风春雨催春花,桃红柳绿已春深。

而那棵山楂的花苞似乎在含羞中静静等待。直到五一节来临,又是上海世博会开幕的首日,全国的气温骤升,才让人们感受到了一个热腾腾的节日。济南骤然升温,一日入夏。而那一夜熏风,也终于吹开了山楂花的笑靥,5月2日,我用相机记录了山楂花刚刚绽开的笑脸。它盛开在五四青年节。而接下来的节气就是立夏了。

到了这时节,已经是满目青翠绿遮眼之时。这时候的山楂花开,不争先,不张扬,确实很难引起人们的惊喜与欣赏。

山楂花开白如雪。让我们看看诗人是如何欣赏这种酸果从容开放的白花的。这是僧人知一《吟山楂》诗句:

枝屈狰狞伴日斜,迎风昂首朴无华。从容岁月带微笑,淡泊人生酸果花。

山楂树枝干曲折,长的未必很好看,结出酸酸的山楂果也只能随缘,无法求得所有人的喜欢,所以山楂开出的累累小白花,就颇有些淡泊人生的意味。

但是,前苏联的那一首歌曲,优美的旋律将山楂树与爱情结伴。歌曲《山楂树》述说的是男女青年工人难以抉择的爱情故事。

歌声轻轻荡漾在黄昏水面上,
暮色中的工厂在远处闪着光,
列车飞快地奔驰,车窗的灯火辉煌。
山楂树下俩青年在把我盼望。
哦,茂密的山楂树啊,白花满树开放,
哦,可爱的山楂树啊,你为何要愁伤?
……

现在的年轻人还需要这样的爱情选择吗?不敢肯定。当时曾猜想，张艺谋的《山楂树之恋》又会给人们讲什么样的故事呢？谜底揭晓之后，原来他所表现的是一种被人称为史上最纯洁的爱情。

凤凰网读书自 2010 年 4 月开辟有书评周刊，名曰《读药》，据此我想，自己所写作的识药内容的文字其实是可以名之为《药读》的。《读药》书评周刊 21 期评《山楂树之恋》的主题是——"纯洁的，过于纯洁的？"

"似乎花朵们具有爱情的意向。"法国作家菲利普·索莱尔斯告诉我们，在 19 世纪的西方，人们认为山楂花所代表是——"谨慎、守口如瓶，掩藏我们的爱情。"从《山楂树》之歌，到《山楂树之恋》，难道不正好说明，山楂花的花语在世界范围内都是一样的吗？但我只是想说：有人在山楂树下谈爱情，也不妨有人在山楂树旁识药性。

顺着由山楂引发的抒情，我继续解说，中药中不仅有动物药那样的血肉有情之品，其实，本草中的草木也是有情的，除了药用的嘉木，还有智慧的草根、多味的果实、百草的奉献、百花的芬芳等。要做名医，须"进与病谋，退与心谋"，在认识中药上，其实也需要"进与药谋，退与心谋"的。

围绕着一味味的中药，像这味山楂一样，从多角度展开来进行阅读，这就是我的《识药记》。名字不求哗众取宠，直白就好，当然，相近的诸如《博识中药》《药读》或《读药》，也无不可。

山楂品种有很多

似乎任何人都是应当识得山楂的，只要你不是刻意让自己四肢不勤、五谷不分的话。粗称为山楂的这一大类植物属于蔷薇科山楂属。它们共同的特点就是春天开白花，叶片有五裂。这种或高或低的乔木，于秋天结出红红的山楂果，酸酸甜甜的，可制作成冰糖葫芦。

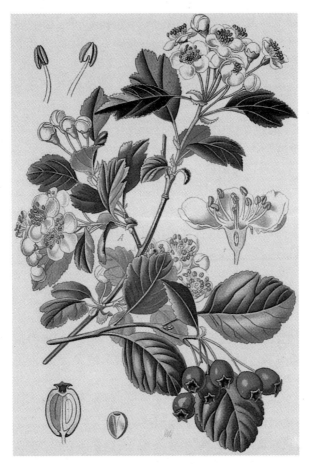

图 26　山楂植株形态手绘图

　　如果细细区分它们当中的不同,需要的植物学知识就要多一些了:山楂为蔷薇科(Rosaceae)山楂属(crataegus.L)植物,分布于北温带,全世界有该属植物280余种。主要分布在东亚、欧洲和北美。

　　据《中国植物志》记载,我国山楂的原植物有17种,2个变种。《中国药典》自1990版以来,收载入药的中药山楂植物来源就有两种,分别是山楂(*Crataegus pinnatifida* Bge.)及其变种山里红(*Crataegus pinnatifida var major* N.E.Br)。从植物拉丁学名来看,山里红其实也可以称为"大果山楂"或"大山楂"的(说明:拉丁语单词 pinnatifida 意为羽状浅裂的,描述的是它的叶的形态)。

对于山楂,目前国外研究较多的种类有英国山楂(*Crataegus oxyacantha*)、单子山楂(*Crataegus monogyna*)、五子山楂(*Crataegus pentagyna*)及弯萼山楂(*Crataegus cunicepala*)。

限于中国应用山楂,从栽培的山楂看其基源,应当既有原始山楂,也有山里红。供应的鲜果山楂按照其口味分为酸甜两种,其中甜口山楂更适合食用,酸口山楂适合药用。

甜口山楂,外表呈粉红色,个头较小,表面光滑,食之略有甜味。

酸口山楂又可细分为多个农家品种,如歪把红、大金星、大绵球和普通山楂(最早的山楂品种)。

歪把红,顾名思义在其果柄处略有凸起,看起来像是果柄歪斜,故而得名。歪把红山楂单果比正常山楂大,现在市场上的冰糖葫芦主要用它作为原料。

大金星,单果比歪把红要大一些,成熟个体上有小点,故得名大金星。口味最重,属于特别酸的一种。

大绵球或红棉球,单果个头最大,成熟时候是软绵绵的,酸度适中,食用时基本不做加工,保存期短。

普通山楂,山楂最早的品种,个头小,果肉较硬,适合入药,还是市场上的山楂罐头的主要原料。

近年在山东地区出现新兴品种:大五棱,此果果型巨大,单果可达 30 克以上,果实长圆形,萼部较膨大,萼洼周围有明显的五棱突起,宛如红星苹果。果皮全面鲜红,有光泽,果点小而稀,果肉黄白色,肉质细嫩,味甜微酸,不面不苦不涩,鲜美可口。可当水果食用。

考查本草文献,应当说野山楂也是山楂药材的来源,而且文献强调小的山楂才入药用。

从山楂药材的商品名来看,有南北山楂的不同。

南山楂:又名猴檀、野山楂、药山楂、小果山榔、小山楂、小叶山楂、个山楂、山楂子、山楂粒。为植物野山楂的果实。主产于浙江、江苏、云南、贵州等地。药材南山楂其实是源自野山楂(*Crataegus cuneata* Sieb.et Zucc.)的。

北山楂:又名大山楂、大果山楂、红果。为植物山楂或变种山里红的果实。主产于河南、河北、山东、辽宁、吉林等地。其中山东所产的北山楂又称东山楂,或东楂、东查,为最佳;产于河北省安国地区的北山楂称石板楂,品质亦佳。

李时珍《本草纲目》中记载有"王璆《百一选方》:'山里红果,俗名酸枣,又名鼻涕团。正合此义矣。'"强调其"酸"。

还有"时珍曰:赤爪、棠梂、山楂,一物也……其类有二种,皆生山中。一种小者,山人呼为棠枕子、茅楂、猴楂,可入药用。树高数尺,叶有五尖,桠间有刺。三月开五出小白花。实有赤、黄二色,肥者如小林檎,小者如指头,九月乃熟,小儿采而卖之。闽人取熟者去皮核,捣和糖、蜜,作为楂糕,以充果物。其核状如牵牛子,黑色甚坚。一种大者,山人呼为羊枕子。树高丈余,花叶皆同,但实稍大则色黄绿,皮涩肉虚为异尔。初甚酸涩,经霜乃可食。"

明朝陈嘉谟的《本草蒙筌》,有这样一段话:"山查子……一名糖球子,俗呼山里红。深谷沿生,立秋摘取。"

清朝吴仪洛的《本草从新》则说:"山查有大小二种。小者入药。一名棠球子。"

非常明确,本草中山楂入药的要求是:采自野生,"小者入药","酸枣"。据此,我个人归结为,药用的山楂应当取之"酸"者!并且,不要丢弃野山楂。

山楂文献考历史

说起山楂历史,可以追溯到公元前一至八世纪的一本古书——《尔雅》。书中记载了一种叫"朹"的植物,这种植物是什么? 李时珍在"释名"中的解说是:"郭璞注《尔雅》云,朹音求,树如梅,其子大如指头,赤色似小柰,可食,此即山楂也,世俗作梂字,亦误矣。"

可见两千多年前,我们的祖先已经知道野生山楂可以食用了。但是我们的祖先在很长时期内只是把山楂当成一种野果,没有把它作为主要果品。在《周书》和《礼记》中所列举的十四种作为"供祭祀,享宾客"的果品没有山楂果。

公元四世纪的一本古书《广志》中说:"朹木易种,多种之为薪,又以肥田",可见当时山楂树还大部分野生于荒山僻野,人们偶尔采集作为食品,它的树材作为柴薪或积肥用。

山楂所以在古代长时期当作野果,不被重视,可能与它的"酸"有关。本来山楂果实中含糖量要比苹果、梨高出一倍多,但为什么人们还是感到山楂比苹果、梨要酸得多,甚至常常"倒牙"呢? 这是因为山楂果肉中含有高量的有机酸,它比苹果、梨的含量高出 2~3 倍。有机酸的含量多,就冲淡了糖的甜度,这就是山楂吃起来感到酸大于甜的原因。在园艺学上有"糖酸值"的观念,反映的就是这种现象。

到了唐代,著名诗人柳宗元有"伦父馈酸楂"的诗句,说明那时山楂已作为食品互相馈赠了。到了清代,由山楂制成的金糕已成为当时"皇都饮食佳品"之一。就这样,山楂逐渐地被承认为正式的果品了。

我国山楂作为药用的历史,可以上溯到东晋时代。唐·王焘《外台秘要》引葛洪所著《肘后备急方》佚文说:"浓煮楂茎叶洗之,亦可捣取汁以涂之",是用山楂茎叶来治疗"漆疮"(一种感受漆气而发的皮肤病），还没有用到山楂果。到了唐代时,由国家组织编纂的《新修本草》中记载有："赤爪草,味苦、寒,无毒,主水利、风头、身痒……实,味酸,冷,无毒。汁服主利,洗头及身搓疮痒。"可见当时已用山楂木和山楂果实治水痢和疮痒了。宋代以后,山楂主要用以消积化食,补脾健胃,治疗痰饮癥瘕、痞满吞酸,滞血胀痛,兼具行结气、化血块、活血等作用。其中治疗"滞血胀痛"、"化血块"与近代科学研究证明山楂具有抗心肌缺血和扩张血管的作用是一致的。

山楂作为重要的药物,据李时珍的说法,是自元代朱丹溪以后事情。《本草纲目》记载"山楂古方罕用。自丹溪朱氏始著山楂之功,而后遂为要药。"朱丹溪在他所著的《本草衍义补遗》中说山楂"健胃,行结气,治妇人产后儿枕痛,恶露不尽。"李时珍在前人经验的基础上,又有自己的亲身经验,对山楂的气味和主治进行了总结。此后,山楂的广泛运用就被更多的人们所熟知了。

山楂使用有宜忌

小小红果话题多,一路山楂说到今。

也许有的人因此从不熟知到对它熟知,从不喜欢也开始喜欢上山楂了。

但是,我们还要说说山楂的"坏话":多食山楂应注意预防胃石症!

虽然山楂是一种药食两用的佳品,但也并非不加区别,什么情况下都可以用。清代《得配本草》记载有:"气虚便溏,脾虚不食,二者禁用。"《随息居饮食谱》说:"多食耗气,空腹及羸弱人或虚病后忌之。"

另外,服用人参时也不宜食用山楂,因为山楂的破气作用可对抗人参的补气作用。

　　一次性大量食用山楂还容易导致发生胃石症,这样的病例近年来屡有报道,应引起重视。患胃酸过多症、胃溃疡病患者宜少食山楂。多食山楂会损害牙齿,尤其是龋齿患者不可多食。

　　特别提示:中医认为,山楂只消不补,脾胃虚弱者不宜多食。健康的人食用山楂也应有所节制,尤其是儿童,正处于牙齿更替时期,长时间贪食山楂或山楂片、山楂糕等,对牙齿生长不利。而且山楂片、果丹皮中含有大量糖分,儿童进食过多会使血糖保持在较高水平,没有饥饿感,影响进食,长期大量食用会导致营养不良、贫血等。糖尿病患者不宜食用山楂片、果丹皮等,可适当食用山楂鲜果。食用后要注意及时漱口刷牙,以防伤害牙齿。

　　还要注意:孕妇切莫大量吃山楂! 孕妇早期妊娠反应,喜欢选择味道酸的水果,但尽是要少选择酸山楂。因为山楂有破血散瘀的作用,能刺激子宫收缩,严重时有可能诱发流产! 如果是产后服用,则可促进子宫复原,比较有益。

　　山楂最好不要空腹吃。山楂中因含有大量的果酸、山楂酸、枸橼酸等有机酸,空腹食用会使胃酸猛增,对胃黏膜造成不良刺激,使胃发胀满、反酸,所以在空腹时食用会增强饥饿感并加重原有的胃痛。

　　生山楂以少吃为宜。生山楂中所含的鞣酸与胃酸结合容易形成胃石,很难消化掉。如果胃石长时间消化不掉就会引起胃溃疡、胃出血甚至胃穿孔。因此,应尽量少吃生的山楂,尤其是胃肠功能弱的人更应该谨慎。有的时候,将山楂煮熟后再吃也是一种不错的选择。

　　从人体生理角度来解说的话,山楂助消化只是促进消化液分泌,并不是通过健脾胃的功能来消化食物的,所以平素脾胃虚弱者不宜食用。

　　山楂具有降血脂的作用,但血脂过低的人多食山楂会影响健康。

　　传统中医，学医习药的人，没事儿的时候会背诵药性赋、汤头歌什么的，练的是行业入门的基本功。最后，就教你一首明朝名医李中梓编的山楂药性歌：

　　山楂"消肉食之积，行乳食之停。疝气为殃，茴香佐之而取效；儿枕作痛，沙糖调服以成功。发小儿痘疹，理下血肠风。"

　　识药，读药，让我忘记这山楂到底该是甜的还是酸的啦。

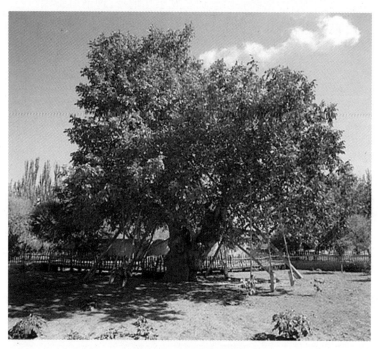

图 27　新疆和田核桃王

干果佳品有核桃

羌果荐冰瓯,芳鲜占客楼。自应怀绿油,何必定青州?
嫩玉宁非乳,新苞一不油。秋风乾落近,腾贵在鸡头。

——明·徐渭《胡桃》

自然大师的核桃

150多年前,世界著名的自然主义大师梭罗(Henry David Thoreau,1817—1862年)对野果做过非常细致的观察。他说:

"那些一直在树上进入冬天的果实实在值得进行统计,并受到关注。"

罗列于其中的就有核桃。

冬天真是吃核桃的最佳季节。你为什么没有看到核桃冬天挂在树上?因为它那么好吃和有用,秋天就已经被人们从树上敲打下来了。

如果你有从树上打核桃的经历,那应当是一种特别值得回味的美好记忆。还是让我们阅读梭罗的经历与感悟吧。

"11月7日。我摇了两棵核桃树。一棵上的核桃已经快要掉下来了,所以一摇树,哗啦哗啦,那些核桃就从圆果里掉下来了。另一棵树似乎还没到时候,所以掉下来的不多,而且都还没有从圆果里分离出来……不敢小看任何来自大自然的馈赠。我特别偏好核桃的那种清甜、醇和的味道,甚至认为就算每年秋天都来捡拾最小的光滑山核桃也很划算。有些核桃个儿大,还堂皇华贵,味道又好。大自然赐予的每一份礼物,哪怕再小,也应怀着赤子之心欣然接受,并且能更多看到这些礼物背后的意义，而非物质价值，才能真正理解大自然的心意。"

确实令人深深地赞叹，在大师梭罗的眼中，大自然是如此之美好，以至于——

"如果有人因为爬到核桃树上摔下伤了腰，我不会认为这人莽撞，因为他想认真采核桃。"

核桃果是珍贵的，所以在梭罗的眼中，"我喜欢这种果实，它们看上去就像东方的肉豆蔻。"核桃和肉豆蔻都有着坚硬的木质果壳，且都是闻名世界的珍贵物产。

核桃是好吃的坚果，中医也把它用作一味中药。其实核桃的作用很多。大师梭罗也把玩核桃，他是为了嗅闻它的香味：

"把两颗放入掌心摩擦挤压，就会闻到几乎和肉豆蔻一样的气味，不过更加强一些，也多几分粗犷，这是核桃树上结的这种坚硬如石的果子的特有防线。由于它们的香气芬芳而且浓烈，所以也是很好的香料。"

中土核桃西域来

核桃又称胡桃、羌桃，名字中显示出它的外来身份。大家一般公认核桃的原产地并不在中国。但我国引入栽培核桃的历史十分悠久。在公元 3 世纪西晋张华所著的《博物志》一书中，就有"张骞使西域，得还胡桃种"的记载。

相当一段历史时期，胡桃就是它的正名。据考证，晋朝大将石勒占据中原，于公元319年建立后赵，因其为胡人，严禁称"胡桃"，从此"胡桃"才改名为"核桃"。同时期改名的，还有原称为胡瓜的黄瓜。

核桃的故乡是中亚地区，以伊朗为中心。一般认为，汉代张骞出使西域时将核桃传入我国。现今核桃已分布全国各地。内地广布核桃树，连我们大学的校园内也种植了核桃树和山核桃树。都说五月的鲜花开遍原野，那时节的核桃树也开花。它的雄花是绿色的,每条花穗像短的"谷穗",在植物学上叫做葇荑花序。它的雌花单生或两三个簇生,每个核桃的"胎儿"略像鼓肚儿的微型花瓶,顶着两片小叶。仔细观察,也令人赏心悦目。

而谈到我国内地有核桃的历史,更可以联系到考古发现——1972 年在河北发现了磁山文化遗址。在磁山遗址发掘的灰坑中,在两座坑的底部发现有树籽堆积层,里面可辨认的有榛子、小叶朴和胡桃。以往认为核桃是汉代张骞通西域时传入内地的,磁山遗址胡桃的出土,证实七千多年前这一带就有核桃种植。

公元前 139 年到公元前 126 年,张骞第一次出使西域,距今不过两千多年。这足以使我们产生疑问:磁山遗址中七千年前的核桃究竟是外来的还是当地原产的呢?或者它们并不是相同的品种?

我个人猜想,也许比较合理的解释应当是,它可能是一种我国分布的诸如像山核桃这样的野生核桃品种。

核桃品种有很多

长期以来,我国劳动人民利用从西域引进的普通胡桃和我国野生核桃资源,精心培育了许多优质核桃新品种。如按不同的产地来分类,有陈仓核桃、阳平核桃等;按成熟期早晚来分类,有夏核桃、秋核桃;按果壳的光滑程度来分类,有光核桃、麻核桃;按果壳厚薄程度来分类,有薄壳核桃和厚壳核桃。

我国各地有着许多优良的核桃品种,河北人说全国核桃产量我最大,山西人说全国核桃质量数我好。其实,各地所产核桃有各地的特点,就让我们从西数到东。

新疆库车一带的纸皮核桃,维吾尔族人叫它"克克依",意思就是壳薄,含油量高达 75%。这一核桃品种结果快,当地老百姓形容它"一年种,二年长,三年核桃挂满筐"。

陕西出产的陈仓核桃、阳平核桃都很有名,前者产地在宝鸡的陈仓镇,后者在陕南的阳平关镇。古书记载核桃"出陈仓者薄皮多肌。出阳平者大而皮脆,急促则碎。"陈仓镇还是宝鸡地区最大的核桃集散地。陕西秦岭一带的核桃因皮薄如鸡蛋壳,俗称"鸡蛋皮核桃"。最好的品种"绵核桃",皮薄肉厚,两个核桃握在手里,稍稍用劲一捏,核桃皮就碎了。

山西出产的"汾州核桃",有称为光皮绵核桃的,产于汾阳、孝义、交口等地,核桃以表面光滑、壳薄仁满、肉质细腻著称。

河北的"石门核桃",以产于卢龙县石门镇而得名,其特点为纹细、皮薄、口味香甜,出仁率在 50% 左右,出油率高达 75%,故有"石门核桃举世珍"的美誉。在国际市场上是与美国"钻石核桃"相媲美的品牌。

基于产品性状统一以及扩大出口等需求,国内更是引进了许多核桃新品种,像清香核桃等。中国核桃非一种,这种多样化,是一种优势,还是一种劣势,见仁见智。但保存更多的核桃种质资源,却是我们深深希望的。

核桃补脑抗衰老

核桃颇负盛名,它是坚果中的佼佼者。核桃、榛子、杏仁(扁桃)、腰果是世界四大坚果(干果)。

核桃果仁即核桃仁。如果有人请你吃点核桃仁,不要想当然的认为这一定是生的。除了可以直接生吃之外,核桃仁可煮食、炒食、蜜炙、油炸等,也可以榨油,还可用于配制糕点、糖果等,不仅味美,且营养价值很高,被誉为"万岁子"、"长寿果"。

核桃是抗衰老的佳品。在中国人看来首先它有补脑的作用。这源于"以脑补脑"这样的传统认识。中医学中有"以脏补脏"的理论,可用许多动物性中药来说明,植物性中药的典型就是核桃了。谁都不可否认,那核桃果仁,多么像大脑的形状啊。

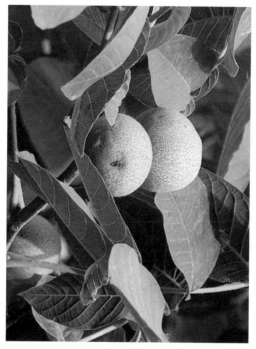

图28　校园中的核桃结果

这种认识是不独中国人拥有的。外国人也这么认识过。不信，你看，威廉·克尔科在《自然界乐园》中就已经说到："胡桃对治疗头部疾病有所帮助，因为它看上去状似大脑。"

《自然界乐园》编撰于1650年，与其同时空的是中国清朝初年，恐怕这时在我们的本草著述中还没有核桃补脑这样的文字记录。

把胡桃与大脑相比类，并没有在李时珍的《本草纲目》中寻找到线索。李时珍把核桃比类的却是肾，认为核桃仁"为补下焦肾命门之药"。这又是为什么呢？因为脑并不属于中医学的五脏（肝、心、脾、肺、肾）六腑（胆、胃、大肠、小肠、三焦、膀胱）之一，而属于奇恒之腑（脑、髓、骨、脉、胆、女子胞）。中医学认为,"脑为髓之海",而"肾主骨生髓",所以核桃仁既然能补"先天之本"的肾,自然可以生髓而补脑。

古人看到核桃仁像脑髓就知道它能补脑,这种神奇究竟来自何方?

当然来源于药食同源,来源于长期的应用与体验。这是人类将"取类比象"的方法应用于认识世界,而中医学在说理之时更是将取类比象的方法应用到了极致。

核桃仁因为脂肪含量高,可使体型消瘦的人增胖;皮肤粗糙、干枯的人常吃核桃仁,则可使皮肤变得润泽细腻光滑,富有弹性;对于须发早白的人,核桃仁有乌发、润发的作用。核桃仁还有强肾治肾虚腰痛、整肠调节脾胃虚弱、强化腿脚和腰部力量的作用,对于产后妇女恢复体力十分有益。

营养丰富核桃仁

中国人认识食物与药物从"性能"上出发,考查它的食性、药性。这会让外国人不解:食物要从营养上来考查。也不错,从营养方面来考查,核桃也是极富有营养的。

有人从营养学研究资料进行比较,认为一千克核桃仁相当于五千克鸡蛋或九千克好牛奶的营养价值。

富含油脂的核桃仁可以榨取核桃油,核桃油中含有不饱和脂肪酸。这种珍贵的食用油益处不少,能够促进生长发育,保护皮肤,防辐射,增强免疫力,防治动脉硬化,平衡新陈代谢,改善消化系统功能等。

美国饮食协会建议人们,每周最好吃两三次核桃,尤其中老年人和绝经期妇女,因为核桃仁中所含的精氨酸、油酸、抗氧化物质等对保护心血管,预防冠心病、中风、老年痴呆等是颇有神益的。核桃仁中所含维生素E,可使细胞免受自由基的氧化损害,是医学界公认的抗衰老物质。核桃仁中含有锌、锰、铬等人体不可缺少的微量元素。人体在衰老过程中锌、锰含量日渐降低，铬有促进葡萄糖利用、胆固醇代谢和保护心血管的功能。核桃仁还含有丰富的磷脂，磷脂是人体细胞构造的主要成分之一，磷脂对脑神经有很好的保健作用，充足的磷脂能增强细胞活力，对维持正常的造血功能、保持皮肤细嫩和促进伤口愈合、促进毛发生长等都有重要作用。

据称，目前美国人均核桃的占有量为 10 千克，可见美国人对核桃的推崇。而我国人均不足 0.2 千克。

但核桃仁一次不要吃得太多，否则会影响消化吸收，所谓"贪多嚼不烂"。中医学还认为核桃仁"性热，不可多食。"一般人每天吃五六个核桃即约二三十克的核桃仁已经足够了，若过多食用则易生痰、上火，出现恶心，甚至引起腹泻，严重者会出现水样便导致脱水。

药性温补入肺肾

怀着赤子之心，欣然接受大自然恩赐于我们的核桃。核桃仁的药用价值很高，中医对它的应用更有着独特的视角。

谈到药用，首先就要熟悉核桃仁的药性。

中医学认为，核桃仁味甘、性温，无毒，入肾、肺、大肠经，有补肾固精、温肺定喘、润肠通便、通淋化石的功效。

核桃仁属药食两用之品。它早在《神农本草经》中就已经被记述药用了？其实远没有那么早！《神农本草经》中有"桃核仁"的药用，可能是有人把其中的桃核仁即桃仁误为核桃仁了。

核桃仁的药用正是经历了由食而药的认识过程。唐朝养生家孟诜著有《补养方》三卷，他认为核桃有"食之令人能食、通润血脉、骨肉细腻"的作用，基本阐述的还是核桃仁的饮食保健功用。

核桃仁最早进入本草学专著,始自北宋刘翰的《开宝本草》,其中记述,核桃仁"食之令人肥健,润肌,黑须发,多食利小水,去五痔"。已经明确将核桃仁用于治疗疾病了。

到了明朝,伟大的药物学家李时珍更加深了对核桃仁功效的认识:

"补气养血,润燥化痰,益命门,利三焦,温肺润肠,治虚寒喘咳,腰脚重痛,心腹疝痛,血痢肠风,散肿毒,发痘疮,制铜毒。"

——明·李时珍《本草纲目·果部》第三十卷

清朝有位陈士铎,是浙江绍兴人,他潜心医学,以"良医济世"为勉,终成名医。据嘉庆八年《山阴县志》记载:

"陈士铎,邑诸生,治病多奇中,医药不受人谢,年八十卒。"

陈士铎这位长寿的名医对核桃仁治病和配伍用药很有体会,他感叹世人只知道核桃仁是食物,而不知道用于治病滋补有神奇功效。

胡桃肉,味甘,气温,无毒。入肾经。润能生精,涩能止精,更益肾火,兼乌须发,愈石淋。实温补命门之药,不必佐之破故纸始愈腰疼。尤善安气逆,佐人参、熟地、山药、麦冬、牛膝之类,定喘实神。世人但知为食物,而不知用入于补剂,其成功更奇也。

——清·陈士铎《本草新编》

核桃仁单方验案

单方简单,疗效并不一定简单。核桃仁这味中药单独应用,有时也会收到奇特的疗效。

如果说人类会"空前绝后",那肯定是杞人忧天。但时下国人女性不孕症、男性不育症的发病率可是居高不下。由于多种原因,在生育人群中发病率高达百分之十几。十有其一,想正常怀孕生孩子这样的生理要求,时下对一些人成为了一件特别不容易的事情。

其实，核桃仁就可治疗某些不育症。有如下简便方法：

对患有不育症的男性，可连续服用2~3千克核桃仁，以嚼服为主，约服用三个月的时间为一个疗程。三个月后通过复查精液常规，酌情决定是否继续服用。个别患者可加服生育酚或龟龄集。一般精液量少、精子计数少，或精液稀薄、精子活力差，或者全部死精子者，即少精、弱精、死精症患者，均可应用这一简便方法。

下面有临床报道的中医验案：

李某，男，31岁，已结婚五年未育。精液常规检查：精子数目为每毫升2000万，成活率为20%。采用食疗方法，取核桃仁服用，以嚼服为主，个大核桃每日嚼服2~3个，小者每日可服5~6个。连续服用3个月后，其妻怀孕，并足月顺产。

白某，男，32岁。婚后六年其妻未孕，检查精液常规均为死精子。采用嚼服核桃仁的方法。患者一直坚持了三个疗程，其妻怀孕，并足月顺产。

以上病案是《实用中医内科杂志》1992年3期报道的。肯定地说，应用核桃仁是治不好所有的不育症的，那么它所适用的是什么情况呢？从中医学认识出发，男性不育症可根据不同情况区分为不同的证型，临床上以肝肾阴虚证较为多见，核桃仁具有补肾益精、强身固本的功效，所以可用于此型不育症的食疗。核桃仁味道甘美气香，又简便易行，诚良法也。

下面再谈核桃仁另外的应用——润肠通便。核桃仁可治便秘，这是因其油润之性而具有通便之功。

有一老年男性李某，69岁，患便秘已年余，大便燥结，数日一行，但腹部并无痛楚，胃纳尚可，夜寐亦佳，口干稍渴，舌苔薄脉细。诊断属于年高之人，因传导失司造成肠燥便秘。治宜润肠通便。嘱用生核桃肉30克，去掉外皮，每日两次嚼服。二十天后，老人的大便完全恢复正常，继续随访半年，一直正常，未再便秘。

核桃仁有油，能够润肠滑肠，这是常识，所以用它治便秘并不奇怪。但是，如果用核桃仁治久泻会让你感到奇怪了吧。

有一沈姓女患者，56岁，患慢性泄泻已十年，屡治无效，便溏不实，时轻时重，神疲乏力，腰酸溲频，舌苔薄，脉细无力。辨证属于脾肾亏虚导致久泻，治宜补肾健脾止泻。用熟核桃仁20克，每天两次嚼服。在连续服用了两个月后，患者的十年泄泻竟得痊愈。

两个医案都用核桃仁，一治便秘，一治久泻，这属于中医学的异病同治，贵在药证相符。特别值得说明的是那位久泻患者，她属虚证，用核桃仁补益，正是治病求本之法。

以上是孙雪松医师在《四川中医》1989年7卷10期报道的。

核桃仁治喘医案

有一位患哮喘病的老年人，一到冷天就发作，试过了许多简便的办法，效果都不是很理想。后来他接受别人的验方，于每晚睡前剥两个核桃仁，不去掉仁上薄皮，再切一小片姜，同放嘴里慢慢嚼，等到像稀糊一样时，再徐徐咽下。坚持吃了一两个月，果然很有效。

有人问这是个什么办法呢？回答说这是"嚼食胡桃生姜方"，是古代一位皇帝所传的。

真的假的呀？"嚼食胡桃生姜方"用于虚寒喘咳、短气乏力等，确有效验。其实，知药识药，不管是老百姓还是皇帝，都能得心应手的运用，治病疗疾，可收奇功。

若追根溯源，其实该方不是出自医学典籍，而是源于古代的一本笔记《夷坚志》，是南宋宰相洪迈的亲历，药方则由当时的皇上宋孝宗所亲赐。

宋孝宗淳熙丁未年（1187年）的四月，六十四岁的洪迈已经年老而且多病,咳喘多痰,有次竟然耽搁了上朝。宋孝宗皇帝却没有怪罪他的晚到,针对他的病情,赐上一验方让他服用。

（洪）迈有痰疾,因晚对,上遣使谕令以胡桃肉三颗,生姜三片,卧时嚼服,即饮汤两三呷,又再嚼桃、姜如前数,即静卧,必愈。迈还玉堂,如旨服之,及旦而痰消嗽止。

——宋·洪迈《夷坚志·再补》

晚上服了核桃仁,第二天早上就"痰消嗽止"。这件事对洪迈来说体会很深刻。所以在他的笔记《夷坚志》中记录了两次,繁简略有不同。

予以淳熙丁未（注:1187年）四月有痰疾之挠,因晚对,上宣谕使以胡桃肉三颗、生姜三片,临卧时服之毕,即饮汤三两呷,又再嚼桃姜如前数,且饮汤,勿行动,即就枕。既还玉堂,如恩指敬服,旦而嗽止,痰不复作。辑之事亦类此云。

——宋·洪迈《夷坚志·己志》

"嚼食胡桃生姜方"针对的多是老年患者,如果病人同时存在气虚的情况,可以用核桃仁、生姜加人参10克,煎汤送服。早晚各服一次。

用人参与核桃仁配伍就成了"人参胡桃汤",这又引出另一则著名的核桃仁医案。这两则用核桃仁温肺定喘的著名古代验案,学习中医者往往作为经典医案予以选读。你从哪儿可以看到?在医药学典籍中,从南宋《医说》与明朝《本草纲目》《名医类案》中多处均有记载。

洪迈云:迈有痰疾,因晚对,上遣使谕令以胡桃肉三颗,生姜三片,卧时嚼服,即饮汤两三呷,又再嚼桃、姜如前数,即静卧,必愈。迈还玉堂,如旨服之,及旦而痰消嗽止。又溧阳洪辑幼子,病痰喘,凡五昼夜不乳食,医以危告。其妻夜梦观音授方,令服人参胡桃汤。辑急取新罗人参寸许,胡桃肉一枚,煎汤一蚬壳许,灌之,喘即定。明日以汤剥去胡桃皮用之,喘复作,仍连皮用,信宿而瘳。此药不载方册。盖人参定喘,胡桃连皮能敛肺故也。

——明·李时珍《本草纲目·果部》第三十卷

人参胡桃汤医案说明了核桃仁治小儿喘嗽有良好疗效。由于患儿举家信佛，因而这则古代医案中带有浓重的现世报应的宗教色彩。

溧阳（在江苏省苏南）人洪辑的小儿子才三岁，患了痰喘之症，越来越严重，听说服用人参胡桃汤可以奏效，就赶忙找来新罗人参寸许，核桃一枚，因来不及取仁，就带壳煎成人参胡桃汤给孩子喂下去，孩子一会儿就不喘了。第二天煎药时，洪辑把核桃仁的外皮去掉了，结果孩子喝药之后哮喘再次发作。洪辑吸取经验，再煎药时核桃仁连皮一起熬煮，不几天孩子的病就全好了。

洪辑居溧阳县西寺，事观音甚敬。幼子佛护病痰喘，医不能治，凡五昼夜不乳食，证危甚。又呼医，杜生诊视之曰：三岁儿抱病如此，虽扁鹊复生，无如之何尔。辑但忧泣办凶具，而其母以尝失孙，愁悴尤切。辑益窘惧，投哀请祷于观音。至中夜，妻梦一妇人自后门入，告曰：何不服人参胡桃汤？觉而语辑。辑洒然悟曰：是儿必活，此盖大士垂教尔。急取新罗人参寸许，胡桃肉一枚，不暇剥治，煎为汤，灌儿一蚬壳许，喘即定。再进，遂得睡。明日以汤剥去胡桃皮，取净肉入药与服，喘复作，乃只如昨夕法，治之。信宿而瘳。此药不载于方书。盖人参定喘，而带皮胡桃则敛肺也。

——宋·洪迈《夷坚志·己志》

其实这也还是洪迈所记述的。原来，是洪迈的笔记成就了这大名鼎鼎的人参胡桃汤啊。

洪迈（1123—1202年）略年长于张杲（1149—1227年），所以洪迈的故事与记述最早被张杲《医说》收录，列入卷三"神方"。两案相同，但从不同的地方读来，细节存差异，韵味有不同，细心者不妨对比观之，加以体会。

核桃化石有名方

中医临床运用核桃,更绕不开一则名方——三金胡桃汤。还能想起大师梭罗所说爬核桃树摔下伤了腰的述说吗?对人体造成伤害,有外伤,还有内伤,核桃仁就可以治疗一种内伤腰痛,即泌尿系的结石病,它可引起剧烈的腰腹疼痛。治病求本,要根治,就要排掉结石。

三金胡桃汤处方来源于《千家妙方》上册。处方中配伍了众多的清热渗湿、利尿通淋、化结石的中药。

药物组成:金钱草 30~60 克,炙鸡内金粉 6 克(分两次冲服),海金沙 12 克,石韦 12 克,瞿麦 12 克,萹蓄 12 克,车前草 12 克,滑石 12 克,生地黄 15 克,天冬 9 克,怀牛膝 9 克,木通 4.5 克,生甘草 4.5 克,胡桃仁 4 枚(分两次嚼服)。

功效:滋肾清热,渗湿利尿,通淋化结。

主治:输尿管结石。因肾虚而膀胱气化不行,湿热蕴积下焦,日积月累,尿液受湿热煎熬,以致浊质凝结而为结石。

核桃的另一个化结石临床常用方为"内金胡桃膏",以核桃与鸡内金组成,加蜂蜜制备成内服膏滋制剂。

组方:蒸胡桃仁 500 克(轧细),炙鸡内金 250 克(轧细粉),蜂蜜 500 克。

制法:将蜜熬开,合胡桃仁、鸡内金粉两味,搅匀为膏,瓶贮备用。

服法:每日一茶匙,每日三次,服后多饮温开水。

主治:泌尿系结石,包括肾结石、输尿管结石、膀胱结石及尿道结石。

患过结石的人,观察病友会发现,他们的体质比较接近,比如喜静少动、体型偏胖、忽视早餐、餐后零食等。这就是所谓的结石体质,往往与饮食以及其他生活习惯相关。对结石体质的人，多吃些核桃仁是有益的。重视预防，更胜于病后的治疗。

夺得春光来在手

　　核桃治腰腿痛，可单用，更可配合补骨脂，或再加上杜仲。

　　古人多才者往往文而通医。唐朝中期的文学家刘禹锡（772—842年），采集民间验方，或经过检验运用，撰成《传信方》两卷惠及大众。他的这种做法，深得南唐筠州刺史王绍颜推崇，于是王绍颜撰成《续传信方》一书传世。

　　在《续传信方》中，治疗虚寒喘嗽，腰脚疼痛，就是用核桃仁和补骨脂（酒蒸）共为末，蜜调如饴，每日晨起服用。

　　核桃加补骨脂加杜仲，可成为另一首补肾的历史名方。

　　在《全唐诗》（卷880-第22首）中，有一首佚名的中药处方诗——《和剂方补骨脂丸方诗》。诗句如下：

　　三年时节向边隅，人信方知药力殊。夺得春光来在手，青娥休笑白髭须。

　　有人把这首诗的"版权"交给了唐代广州太尉张寿明。传说张寿明白发苍苍，身患衰病，几经医治，效果甚微。后张寿明于南番得一方，系以杜仲、补骨脂、胡桃仁等配伍而成，他配方服用后，果然白发转黑。高兴之余，他诗兴大发，书写了"夺得春光来在手，青娥休笑白髭须"的佳句。

　　本方又出自宋朝著名方书《太平惠民和剂局方》中，因青娥为乌发少女之别称，这首由补骨脂、核桃仁组成，原称"补骨脂丸"的成方，后来就借此诗而得名"青娥丸"了。

　　青娥丸可用于治疗肝肾亏虚而致的腰膝酸痛、足软无力、阳痿等。

　　明朝有位名医，叫岳甫嘉，字仲仁，号心翼，妙一斋主人，江苏兰陵（今常州西北）人。他见当时有专操堕胎术而牟利者，以为与"天地好生之德"相悖，遂撰成《医学正印》一书，成书于明崇祯八年（1635年）。其中有"种子编"，论述影响男子不育、女子不孕的证治。他在讲述青娥丸的药效时，进行了举例说明。他说："董廉宪五十无子，服此一年，连举二子。"意思是说，一个姓董的廉宪已经50岁了，还没有孩子，后来他服了一年的青娥丸，便一连添了两个孩子。青娥丸治肾虚的药效，如此可见一斑。

有人将青娥丸改为汤剂应用，名"胡桃补肾汤"，取药材加水煎服，可治因肝肾虚弱而出现腰膝酸痛、头晕耳鸣、小便余溺不尽等症。杜仲能温补肝肾而强筋骨、缓腰痛，补骨脂能温补肾阳，二药合核桃仁同用，能增强补肝肾与强筋骨、壮腰膝的作用。

核桃煮粥可进补

如果说核桃仁生吃最好，未免太绝对。其实，有些人还是要选择熟吃，比如病后、老年人、儿童等消化吸收不良，为了方便他们可选择熟烂软滑的饮食，核桃仁加入粥中来进补，就能发挥出有利于吸收的特点了。

最简单的，煮粥加核桃，就成核桃粥。它在古代文献如唐朝的《海上集验方》（"核桃粥治阳虚腰痛"）、明朝的《多能鄙事》中都有记载。

核桃粥。原料：桃仁10~15克，粳米50~100克。

制作：先将核桃仁捣烂如泥，加水研汁去渣，同粳米煮为稀粥。或捣碎后和米一起下锅。

用法：每日早餐或早晚食用，5~7天为一疗程。

功效：健脑补肾，养血益智。适用于年老体虚、血虚肤燥、智力减退等。

宜忌：核桃仁用量不宜过大；孕妇及平素大便稀薄者不宜服用。

核桃粥是有助美颜的。若久吃以核桃仁磨粉煮成的核桃粥,能营养肌肤,使人白嫩,特别是老年人皮肤衰老更宜常吃。

核桃粥更是一则药粥。清朝名医王士雄《随息居饮食谱》对它的功用有了进一步的引申:"石淋痛楚,胡桃肉一斤,同细米煮粥浆,日日食之。"所谓石淋,相当于今天的泌尿系结石。此粥是通过食疗来辅治,这与中医临床治疗泌尿系结石配用核桃仁是相同的道理。

像下面这则五仁粥,将核桃配其他几种果仁,因为它们富含油脂,所以润肠通便的效果很好。

五仁粥。原料:芝麻、松子仁、胡桃仁、桃仁(去皮、尖,炒)、甜杏仁各10克,粳米200克。

制作:将五种果仁混合碾碎,加入粳米中,共煮成稀粥。

用法:食用时,可加白糖适量,每日早晚服用。

功效:滋养肝肾,润燥滑肠。适用于中老年气血亏虚引起的习惯性便秘。

芡实是一种常见的食材和药材,为睡莲科植物芡的干燥成熟种仁,营养价值较高,主要有补益脾胃、补中益气等作用,芡实与核桃这两种滋养强壮性食物配合在一起煮粥,有补益脾肾的益处。

核桃芡实粥。原料:胡桃仁30克,芡实30克,粳米50克。

制作:核桃仁和芡实捣成粗粒,与粳米同入锅中,煮成稀粥即可。

用法:每晚温热服食。

功效:补脾肾,填精益智。可用于脾肾两虚而健忘或智力日渐减退者的日常食疗,效果颇佳。

核桃仁可搭配的食材还很多,如核桃与薏苡仁、栗子等同煮作粥吃,能治尿频、遗精、大便溏泄、五更泄等病症。再如核桃与芝麻搭配,不仅可煮成粥,也可以做成茶汤,或者就如下面要介绍的芝麻核桃露。

市场上有不少的核桃饮品,里面究竟添加了多少的核桃,一般人很难知道。其实,像芝麻核桃露这样的茶汤,是可以自己动手制备的。

芝麻核桃露。原料:核桃粉一茶匙,芝麻粉一大匙,山药粉一茶匙,核桃仁适量(搭配赋形);其他需要冰糖和调味料适量。

制作方法:核桃粉、芝麻粉、山药粉放入碗内,加温开水搅拌均匀。倒入锅中,炖煮五分钟,加入冰糖煮至溶化。将茶汤中搭配入核桃仁即可食用。

芝麻桃核露可健脑、强肝、补肾气,可有效预防须白早发和老年健忘,既滋补强壮,也是滋养皮肤的美容佳品。

自己研磨核桃粉,可先将核桃仁炒熟或用烤箱烤熟,取出晾凉,再放入搅拌机打碎或用瓶子碾碎,装瓶保存备用。

熬膏煮汤多样化

核桃仁的日常食用,除了煮粥,也可以变通而多样化,比如制成粉或糖块,甚至煮成汤、熬制成膏滋,方便随时食用。

黑芝麻有滋补肝肾的功效,也是一种延年益寿的佳品。芝麻配核桃仁的食疗方,无论是糖块还是磨粉,醇香可口,易于消化吸收,适合中老年人经常服用。

核桃乌发糖。原料:核桃仁250克,黑芝麻250克,红糖500克。

制作:将红糖放入锅内,加水适量,用武火烧开,移文火上煎熬至稠厚时,加炒香的黑芝麻、核桃仁搅拌均匀,停火即成乌发糖糖稀。将糖稀倒入涂有熟菜油的金属盘中摊平、晾凉,用刀划成小块,装糖盒内备用。可随时取食。

用法:每日早晚各食用二三块。

功效:健脑补肾,乌发生发。可用于中老年人头昏耳鸣、健忘、脱发、须发早白等症的食疗。

芝麻核桃粉。原料:黑芝麻250克,核桃仁250克,白砂糖

50 克。

制作:将黑芝麻炒熟,与核桃仁同研为细末,加入白糖,拌匀后瓶装备用,可随时取食。

用法:每日两次,每次 25 克,温开水调服。

效用:滋补肾阴,抗骨质疏松。适用于肾阴虚型老年骨质疏松症的食疗。

芝麻核桃蜜。原料:黑芝麻 100 克,核桃肉 100 克,蜂蜜 200 克。

制作:将黑芝麻、核桃肉先用文火炒黄(切忌炒焦),凉后一同研碎,放于器皿内。加入蜂蜜调成糊状即可服用。

用法:每次服用两匙,每日服二三次。

效用:润肠散结,通便下气,用于便秘症。

以上几种形式的核桃黑芝麻食疗方,久服有预防早衰的作用。

许多坚果都有抗衰老的作用,如果将核桃仁、黑芝麻再配上松子、蜂蜜,可熬成膏方来进补。

核桃抗衰膏。原料:松子仁 200 克,黑芝麻 100 克,核桃仁 100 克,蜂蜜 200 克,黄酒 500 毫升。

制作:将松子仁、黑芝麻、核桃仁同捣成膏状,入砂锅中,加黄酒,文火煮沸约 10 分钟,倒入蜂蜜,搅拌均匀,继续熬煮收膏,冷却装瓶备用。

用法:每日两次,每次服食一二汤匙,温开水送服。

功效:滋润五脏,益气养血。适用于治疗肺肾亏虚、久咳不止、腰膝酸软、头晕目眩等症。中老年人经常服用可滋补强壮、健脑益智、延缓衰老,脑力劳动者经常服用能使思维敏捷、记忆力增强。

核桃阿胶膏。原料:红枣 500 克(去核),胡桃肉、黑芝麻(炒熟)、桂圆肉各 150 克,阿胶、冰糖各 250 克,黄酒 500 毫升。

制作:先将红枣、胡桃肉、桂圆肉、黑芝麻研成细末;阿胶于黄酒中浸 10 天,然后与酒一起置于陶瓷器中隔水蒸,使阿胶完全溶化,再加入红枣、胡桃、桂圆肉、黑芝麻末调匀,放入冰糖再蒸,至冰糖溶化,制成后盛于干净容器装好封严。

用法:每日清晨取一二匙,用开水冲服。

功效:所用原料均是健身养颜之良药,常服可滋补养颜健体,为护肤美容珍品。

黄酒核桃泥汤。原料:核桃仁 5 个,白糖 50 克,黄酒 250 克。

做法:将核桃仁加白糖捣成泥状,放入锅中,再加黄酒,然后将锅置火上,煎熬 10 分钟即成。

用法:每日两次,食用核桃仁泥。

特点:有补肾安神的效用。可用于头痛、失眠、健忘、久喘、腰痛以及老年人肠燥便秘或习惯性便秘等的食疗。

山楂核桃饮。原料:核桃仁 150 克,山楂 50 克,蔗糖 200 克。

做法:将核桃仁和山楂用适量的水浸至软化,用搅拌机打碎。再加水至一升,过滤去渣。将滤液煮沸,加入蔗糖,边煮边搅拌至糖溶化即可。

服法:代茶饮,温服为宜,或每日早晚服用。

功效:补肺肾、润肠燥、降血脂、降血压。适用于肺虚咳嗽、气喘、腰痛、便秘、食积纳差,以及血滞经量少、行经腹痛等症,并可预防冠心病、高血压、高脂血症。

核桃美食巧统一

如果不嫌复杂,适当添加一些肉类配料,比如鸡、鸭、猪肉等,可以将核桃仁做成滋补的美味。

下面就介绍三五款核桃美食。别忘记了,它们可是具有滋补效用的药膳,可对一些特殊人群发挥出特殊的效用。

猪腰核桃。原料:猪腰 1 对,杜仲 30 克,核桃肉 30 克。

制作:将猪腰洗净,与杜仲、核桃肉同煮熟。

用法:炖熟后取猪腰与核桃仁蘸少许细盐食用。

功效:益肾助阳,强腰益气。适用于肾虚不固的遗精、盗汗。

核桃瘦肉海马汤。原料:核桃仁45克,海马20克,猪瘦肉400克,红枣4个,生姜3片。

制作:核桃去壳、衣,红枣去核,均洗净,稍浸泡;海马洗净,温水稍浸泡;猪瘦肉洗净,整块不切。然后一起与生姜放进瓦煲内,加入清水约十碗,武火煲沸后,改文火煲约两小时,调入适量的食盐和生油便可。

用法:核桃仁、猪瘦肉等捞出拌入酱油佐餐用,并服用肉汤。

特点:海马性温味甘,可馔汤亦可酒制入药,具有补肾壮阳、调理血气之效。与核桃合煮为汤,共达温肾壮阳之效,能治肾虚气喘。隆冬进补,多选温热之品。此为冬日的一款养生靓汤,对腰膝酸冷、神疲乏力、性欲淡漠、阳痿早泄等有辅助治疗作用。

核桃鸭子。原料:老鸭1只,核桃仁200克,荸荠150克,鸡肉泥100克,香菜末、葱、姜、食盐、鸡蛋清、料酒、湿玉米粉、味精、花生油各适量。

制作:将老鸭宰杀,去毛,开膛去内脏,洗净,用开水汆一下,装入盆内,加葱、姜、盐、料酒少许,上笼蒸熟取出,晾凉后去骨,切成两块。将鸡肉泥、鸡蛋清、湿玉米粉、味精、料酒、盐调成糊,核桃仁、荸荠剁碎,加入糊内,淋在鸭子内膛肉上。锅内放油,油热时入鸭肉炸酥,捞出沥去余油,切成长块,摆在盘内,四周撒些香菜末即可。

效用:补肾固精,温肺定喘,润肠通便。适用于肾虚咳嗽、腰痛、阳痿、遗精、大便燥结、石淋等症的食疗。

由简单到复杂,最后介绍一款较为复杂的"枸杞核桃鸡丁",据称是源于成都惠安堂滋补餐厅的食疗方。

枸杞核桃鸡丁。原料(大份用量):核桃仁150克,枸杞子90克,嫩鸡肉600克,鸡蛋3个,食盐20克,味精2克,白砂糖20克,胡椒粉4克,鸡汤150毫升,芝麻油20克,干淀粉15克,绍酒 20 毫升,猪油 200 克,葱、姜、蒜各适量。

制作:核桃仁用开水泡后去外皮备用。鸡肉切成 1 厘米见方的肉丁,用食盐、味精、白砂糖、胡椒粉、鸡汤、芝麻油、湿淀粉兑成滋汁待用。将去皮核桃仁用温油炸透,加入枸杞子即起锅沥油。锅烧热,注入猪油,待油五成热时,投入鸡丁快速滑透,倒入漏勺内沥油;锅再置火上,放 50 克热油,下入姜、葱、蒜片稍煸,再投入鸡丁,接着倒入滋汁,迅速翻炒,随即投入核桃仁和枸杞子炒匀即成。

功效:枸杞子益精明目,核桃仁补肺益肾,二者均能抗老益寿;主食嫩鸡肉营养丰富,补养气血。药食合用,共奏补肾壮阳、双补气血、明目健身之功。特别适宜于因肾阳不足而阳痿、尿频者,因肺肾两虚而咳嗽、气喘者,因精血亏少而眩晕、便秘者,以及身体虚弱、疲乏无力、面色无华等表现者,有较好疗效。本方可作为性功能低下、老年慢性气管炎、老年便秘、贫血及营养不良者之药膳。体弱或无病者食用,亦能健身益寿。

这样的滋补美味还很多,比如核桃仁搭配鸡肉可做出核桃鸡汤、罐闷核桃鸡块、核桃龙眼鸡丁等,还可与鸡鸭同用做出另一道美食——鸭子核桃鸡泥酥。按照自己的需求,将美食的体验从自我做起吧。有句老话是怎么说的来——自己动手,丰衣足食!

和田的千年核桃树王

最后让我们再认识一下核桃树吧。

核桃在植物学上属于胡桃科。核桃树是一种落叶乔木,树皮灰白色,高可达三十米以上。羽状复叶,小叶椭圆形,顶生小叶通常较大。花期 3~4 月,果期 8~9 月。核果球形,外果皮平滑,内果皮坚硬,有皱纹。它的木材坚韧,纹理细腻,色泽美观,可以做器物。

到处都有的核桃树,谁会不认识呀?可是,你见过天下独一无二的"千年核桃树王"吗?

新疆的"千年核桃树王"位于和田县巴格其镇喀拉瓦其村内,距和田市区15千米。如果你旅游到了新疆和田,别忘观光核桃树王。

据考证,这棵核桃古树已有570多年的树龄了。它植于公元1400~1440年,是元代时种植的,堪称核桃树中的老寿星。历经数百年风雨沧桑的千年核桃王,以其高大伟岸、枝繁叶茂、苍劲挺拔的雄姿,展现于世人的面前。面对着它,既让人赞叹其美感,更令人产生出深邃悠远的感想。

千年核桃王一树独占一亩天地,树型呈现"丫"字型。树高十五六米,树冠直径二十米以上,主树干周长六米多,整个粗大的树主干足供五人合抱围而有余。树干的皮色,粗糙而深沉,恢宏而古老,像画家笔下凝重苍劲的色彩,形状奇特,气势雄伟。

当地老百姓称千年核桃王为"神树"、"寿星树",每年当地的群众都来跪拜老树,默默祈祷,愿自己和老树一样长寿。好像是神树真的显灵,当地百姓中高寿老人数量相当多。

久远的岁月,将千年核桃王粗大的主树干淘空,形成了一个上下连通的"仙人洞"——下面裂口,上面通天。洞底之大可容纳四人站立。下部的入口直径七十多厘米,出口直径半米余,游人可从洞口进入,顺着主干从树丫上端出口处爬出。

"水有支流树有孙"。这话用在千年核桃王身上十分贴切。不知从什么时候,在离千年核桃王十米以外的根部,又生长出了一棵核桃树。它的形状酷似老树王,躯干也呈"丫"字型。虽没有母树粗实,但也已经长到俩人合围粗细。它们是母子,还是祖孙?反正这两棵一根同生的核桃树,看上去是那么的情深意浓,令人生出许多的感慨。

核桃树王虽然古老,却犹如老骥伏枥,依然叶茂果盛。据称它可年产核桃六千余颗,核桃果以个大皮薄、果仁饱满而著称。

从网上读到一首咏《和田核桃王》的七绝,用写实的诗句赞曰:

核桃大树古风悠,虬干苍皮绿叶稠。纵使中空人上下,犹能挂果满枝头。

当地已经将这块宝地开辟为"核桃王公园",占地近两公顷。园内建有亭台轩榭,春来鲜花怒放,夏至瓜果飘香,四周葡萄长廊与古老的核桃树王交相辉映,呈现出一派优雅别致、恬静而古老的田园景象。核桃王公园已成为新疆和田地区重要的旅游文化景点之一,成了国内外游客神往的地方。

溯源寻根,让我们发悠远之情思;细嚼慢品,让我们感叹大自然的恩赐!核桃啊核桃,一种值得深深关注的干果佳品。

文玩核桃更健身

核桃仁滋补,属于饮食养生保健的内容。而核桃更应用于运动养生,这就是中国传统文化中的"文玩核桃"。

文玩核桃主要是指在手掌中把玩的核桃,这是具有很好保健效果的一种运动方式。一些老年人通过手中揉搓核桃,利用手部的运动可以同时锻炼大脑,运动健身,同样可以抗老化。

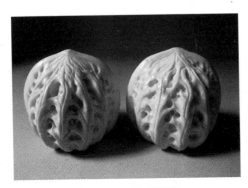

图29 一对文玩核桃

这类核桃既可做"手疗核桃",又可做雕刻核桃,既能供人们观赏,又可作为收藏,因此备受人们青睐。"手疗核桃",也叫"健身核桃",又称"掌珠"。古时称"揉手核桃",追溯起来,它起源于汉隋,流行于唐宋,盛行于明清,绵延至今朝。

历史上第一长寿的清朝乾隆皇帝还是位多产的诗作家,他就写过赞美文玩核桃有益养生的诗句:

"掌上旋日月,时光欲倒流。周身气血涌,何年是白头。"

一般说来,文玩核桃的来源大致分为三种:一是铁核桃,二是楸子核桃,三是麻核桃。

在把玩核桃过程中,人们利用核桃的尖刺、凸起和棱角,采取揉、搓、压、扎、捏、蹭、搌等技法运动双手,按压掌上穴位,刺激手上反应区,达到舒筋通络、活血化瘀、强身健体的效果。

因核桃皮厚质坚,经过手的长期搓揉,汗水的浸润,油脂的渗透,时间的打磨,最后成为一件亮里透红,红中透明,不是玛瑙胜似玛瑙的自然艺术精品。

对于喜欢文玩核桃的人们来说,这手中的核桃既是一种健身器材,也是一件高雅的艺术品,从而成为集把玩、健身、观赏于一体的掌上明珠。

可食用可文玩,更有医药渊源。人类再聪明,也离不开像核桃这样的一些植物精灵,不是吗?

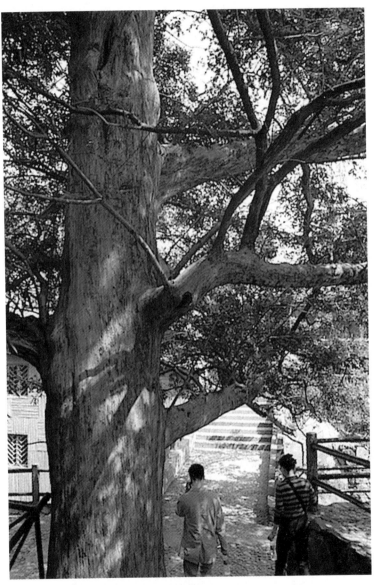

图 30　浙江安吉藏龙百瀑景区的千年香榧巨树

千年香榧献珍果

登道金蒙历道场,杜家岭外已斜阳;

秋风落叶黄连路,一带蜂儿榧子香。

——清·周显岱《玉山竹枝词》

冬日闲坐吃干果,闲适之中找故事。就说一说世界稀有干果之一的香榧果,您可愿意听吗?

香榧果怎能没故事

香榧果是香榧树上结的。

香榧树属红豆杉科,是中国特有的木本油料树种。浙江省诸暨以出产"枫桥香榧"闻名全国,被誉为"中国香榧之都",而安徽的"太平香榧"、江西的"玉山香榧"也颇负盛名。现如今,浙江绍兴会稽山的古香榧林更是十分抢眼了。

寻摸香榧果有什么故事可讲呢? 好可怕,香榧果竟然会没有故事!

话说浙江绍兴会稽山上有大片香榧古树林,一棵香榧树王结出的果子能卖数万元。但这片据说已有上千年历史的香榧林在申报世界农业文化遗产时,动议之初,曾经面临过一个难题:其特殊的历史文化价值阐述不清。找不到故事啊,没有文化真可怕!

历史越千年。榧树,据考证是第三纪子遗植物。作为一个远古残留的物种,如今在会稽山脉的一些地区仍然生长着的成片的古香榧林,这正是历史的遗存。香榧在隋唐时期就已经用于园林造景,早在南宋就被列为贡果。经过研究测定,会稽山的香榧林,树龄确实已经在千年以上。

这是被申报文化遗产逼出来的植物文化研究成果。这样的植物文化确实具有软实力。借助于文化工作者的努力,2013年10月,绍兴市已正式启动会稽山古香榧群全球重要农业文化遗产的申报工作,并已被联合国粮农组织列为保护试点候选点。

这儿玉山果,那儿蜂儿榧

香榧果好吃,留下历史故事。

宋朝神宗元丰七年(1084年),苏轼送子苏迈赴德兴上任,走玉德古道经由玉山县,他用香榧果款待宾朋。苏轼《送郑户曹赋席上果得榧子》诗赞香榧曰:"彼美玉山果,粲味金盘实。瘴雾脱蛮溪,清樽奉佳客。"由此,香榧那玉山果的美名好像变成了是苏东坡先生最先命名的,并且好像是用玉的质润来赞美这种珍贵的山果,果然让它美名远扬。

彼美玉山果,粲为金盘实。瘴雾脱蛮溪,清樽奉佳客。客行何以赠,一语当加璧。祝君如此果,德膏以自泽。驱攘三彭仇,已我心腹疾。愿君如此木,凛凛傲霜雪。斫为君倚几,滑净不容削。物微兴不浅,此赠毋轻掷。

——宋·苏轼《送郑户曹赋席上果得榧子》

香榧以"信州玉山县者为佳",这可是李时珍在《本草纲目》中的记载。完全是因为产于江西信州的这种干果质量好,而以产地得名玉山果。

可玉山不独信州有。在浙江省磐安县就有玉山镇,那里也是香榧的著名产地。

如果磐安人追问,玉山果不可以指我们的玉山出产的香榧吗?恐怕也行吧。君不见,清代磐安人周显岱写的咏香榧诗,为《玉山竹枝词》二十三首之一,也特别有韵味,所以放在了开篇。

这让我在前面推出浙江诸暨"枫桥香榧"、安徽"太平香榧"、江西"玉山香榧"等著名香榧"品牌"的时候，把浙江磐安的"蜂儿香榧"打了伏笔，留在此解说。

周显岱（1770—1832年）是浙江磐安玉山铁店人。其兄周显江为清乾隆间的一代名医。曾举邑庠，工于诗词，后专攻医术。周显岱善诗，亦从医学，他写香榧子的这首竹枝词正是一首七言绝句。

登道金蒙历道场，杜家岭外已斜阳。秋风落叶黄连路，一带蜂儿榧子香。

该诗原注说："黄连，地名，在封山西二十里，从杜家岭取道而入，地产榧，最佳者，细而长，名蜂儿榧。西去为道场岭，又西为金蒙山。"这儿出产的香榧以"蜂儿香榧"之名而远扬。

诗句述说此地山岭相连，从金蒙山（即玉山）经道场（即茶场庙）走到杜家岭，已到太阳快下山时候。山区的香榧林成片，地域如此广阔，以黄连村作为这一带香榧林区的代表。香榧生长在艰苦的山区，山区道路交通不便，走在艰难的山路上犹吃黄连之苦。但秋天已是香榧果实成熟的季节，一路上散发出蜂儿榧的香气。这香气，既可来自树上香榧果自然的清气，也可来自榧农炒制香榧和剥食香榧的香气。

诗人在一路观景过程中，尝苦闻香，巧妙地抒发了自己的观感，自然质朴，诗味隽永。诗句描绘成的那一幅深秋香榧林的画卷，气势恢弘而又香气满纸。

那香榧果可是真的好好吃啊。

香榧果实外有坚硬的果皮包裹，大小如枣，核如橄榄，两头尖，呈椭圆形，成熟后果壳为黄褐色或紫褐色。刚刚摘下来的香榧果实叫青蒲，外壳发硬，还不能马上剥去，要放一段时间，以利剥壳。香榧的种实为黄白色，富有油脂和特有的一种香气，很能诱人食欲。

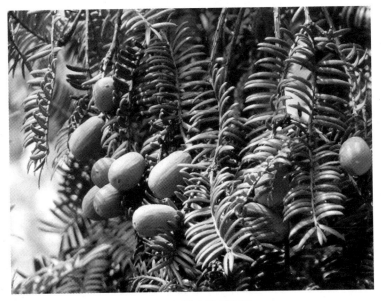

图31　绿枝上的香榧果

古树之最香榧王

吃得香榧果,更观香榧王。如果你见识了古树"中国香榧王",恐怕别人要听你讲香榧的故事了。

在浙江省诸暨市赵家镇西坑村一个叫"马观音"的山坡上,有一棵香榧古树被当地政府授予了"中国香榧王"的美称。香榧树雌雄异株,这棵香榧王是一株雌树。高达18米,可与六层楼比高下,胸围9.26米,需要六个人才能合抱。树冠平均直径2.6米,在2米左右高处分为12条粗壮的树枝,像伞骨一样向四面八方伸展,犹如一把巨大的青蔓伞。树冠覆盖面积达0.85亩,折合576平方米。大树底下好乘凉,香榧王树下可同时容纳上百人,称得上有容乃大。据林业专家测算,该树树龄已达1300多年,是迄今发现的全国最大的香榧古树。

目前,这儿已被开辟为诸暨香榧国家森林公园,公园内香榧栽培面积已达 3 万余亩。现拥有香榧古树群 126 个,除了香榧王,还拥有百年以上香榧古树多达两万八千余株。

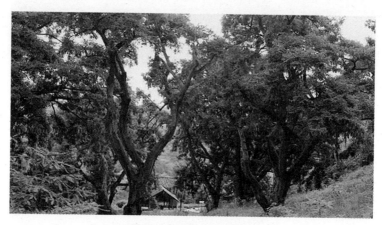

图 32　会稽山千年香榧林

香榧是稀世珍果,培植一株成年榧树常常需要长达二十年左右的时间方有收获,即使结果再早,没有十年以上的生长期也不成。但香榧树生命力极强,产果期通常有五六百年,甚至上千年。香榧树更有一个与众不同的特性,就是从开花到结果,要经过三年才会成熟,所以枝头上三代同堂:一年果、两年果、三年果并存,当地榧农就称它为"千年古榧三代果",其实更可把它们比作年龄仅差一年的"三姊妹"。

香榧突然增产记

香榧的故事并不少。有一则故事恰恰就发生在浙江会稽山种植的香榧树上,一位老农民和一位青年教师就在这些香榧树上创造了神奇——真正的人间奇迹。

　　会稽山区种植香榧历史悠久并不假,但产量不高:1963年的产量才不到 5000 斤!但这样一个数字一年后就被颠覆了,是"火箭式"的颠覆:1964 年会稽山区香榧产量跃升到 78 000 斤!

　　这才是真正的放卫星!这是怎么回事呢?以下的故事内容(特别强调是科学事实)忠实地引用原始文献中的表述:

　　"起初,有些香榧树几年或几十年不结实;有些虽然结实,但年产量波动很大;还有些结实一两年后,接连好几年又不结实。原因何在呢?以上是初步观察。

　　有的说是受到村里炊烟熏的缘故;有的说是由于上年春天多雨或刮黄沙;有的说是长在阳坡的结实多,长在阴坡的不易结实等。这是一些不正确的假说。

　　经过老农蔡志静及青年教师汤仲埙等观察研究,终于找出主要原因:香榧树分开花和结籽的两种,前者开黄豆状的花,不结实;后者似乎不开花,一开始就结出小榧子。他们想:开花榧也许是雄榧,结实榧可能是雌榧吧?这是想象。可是谁也没有见过雌榧的花。1959 年,谷雨节前后,他们选了三株榧树,开始观察,一株开花榧,一株是开花榧旁边的结实榧,一株是远离开花榧、长期不结实的香榧树。前一株的雄花花粉随风飘散;后两株在嫩叶腋间长出了比小米还小的粒状胚珠,胚珠成对排列,这就是雌花;因为它不像花样子,所以一向误以为是小榧子。胚珠顶端有一粒晶亮的黏液。近旁有雄榧的雌花,四五天后胚珠黏液逐渐消失,胚珠由黄变青,开始长大,说明已经授粉。那株长期不结实的香榧树上的雌花,胚珠黏液要十天左右才消失,胚珠越来越黄,十五天后脱落,这说明没有授粉。以上是进一步观察。

　　于是他们想到:授粉是主要原因,如果没有雄榧,或虽有而没有授粉,雌榧都不能结实。其他如地形、土壤等因素虽也影响产量,但都是次要的。这是逼近正确的假设。

为了证实这一假设,他们做了大量调查:测定同雄榧不同距离的香榧树的结实率,统计雌雄榧不同比例情况下的年产量等。最后,他们做了一个决定性的实验:在长期不结实的榧树林里,选了 500 个雌花枝条,逐个用蘸了花粉的毛笔,进行人工授粉;另外选 500 个自然授粉;最后,在向来结实很好的榧树上选十个雌花枝条,用玻璃纸套起来,不予授粉。后来发现:人工授粉的有 1063 个胚珠发育,自然授粉的只有 52 个,而隔离不授粉的颗粒全无。假设得到了证实。

在找出了不结实的主要原因后,他们采用各种方法加强授粉,从而大大提高了香榧的产量,达到了把科学发现用于生产实践的目的。"

《科学发现纵横谈》是一本经典的科普书。1978 年首次出版,适逢那科学的春天到来之时,成为了八十年代新一辈最适口、营养最丰富的精神食粮。今天读来,仍然受益匪浅。荐书者说,《科学发现纵横谈》值得你保存一辈子。而我读到的是最新最新的 2013 年 7 月才出的典藏本。——我识也太晚!

上面的故事,王梓坤先生早在上个世纪就讲过了。今天读来却仍然能让人品出新鲜的滋味。故事人人会讲,奥妙各有不同。王先生就把这故事与科学发现的规律结合起来讲,认为这是对归纳法说明的最好例证。蔡志静与汤仲埙是在实践中出真知,而王梓坤是将实践上升为理论。

不知香榧有雌雄。过去有人种植香榧树,将那些不结果的雄树往往砍伐掉,结果更得不到香榧果了,还以为天赐珍果物必稀少呢。雌树结果离不开雄树,如果是靠自然授粉,种植香榧林时,雌雄树就要有一个合适的比例。

药用更有故事说

香榧果更是一种有着悠久历史的药用干果。不过,若追溯它在《神农本草经》中的地位，就特别有故事。

在清代孙星衍、孙冯翼辑本的《神农本草经》中，它是三百六十五味药中的老末——被列为下品药，还是最后一味，归类为"未详"。那时它不叫香榧，名"彼子"。有注为"从木"，所以"柀子"也应当是它的名。而且《尔雅》注说"彼一名梐"，则彼子就是"梐子"、"榧子"了。

《神农本草经》是根据药物的良毒来分类上、中、下三品药物的，这味好吃的干果怎么说也该列为上品药才是，为什么非列它在下品药之中呢？难道因为它有杀虫的功效，视为"毒药"，古人只敢用它来治病杀虫，而不敢享用这没人吃过的"螃蟹"吗？

彼子"旧在唐本退中"，这是孙星衍的注文，是说唐时的文献将它列在中品药。除了分为上、中、下三品，《神农本草经》孙星衍辑本中还按药味的自然属性归类某味药，为玉石、草、木、人、兽、禽、虫鱼、果、米谷、菜其中的一种。彼子属于"未详"，这样的归类仅此一种，所以溯源到《神农本草经》中，香榧的早期药用还颇有点迷雾重重呢。

在《名医别录》中，陶弘景又称它"黑子"，可那时的情况最为不妙。因为"陶弘景云：方家从来无用此者。古今诸医及药家子不复识。又一名黑子。不知其形何类也。"按照陶弘景的说法，他那时候这一味"彼子"恐怕只能归于"有名无用类"了。不过，"《名医》曰：生永昌。"东汉始设的那个永昌郡，地在今云南省西部、缅甸北部一带，应当是南方分布有榧子的地方。说明陶弘景还是知道其产地的，从上面的文献可推测，他只是听说而没见过榧子的实物。

北宋时的掌禹锡绝对识得这味药，他说的与那植物特征极为合拍。"掌禹锡云：树似杉子，子如槟榔。"

香榧果是药食两用的，无怪乎被收录入唐朝孟诜《食疗本草》中，说它："治寸白虫：榧子日食七颗，满七日。"在元朝吴瑞

《日用本草》中香榧还有赤果、玉榧之名。

香榧供药用有止咳润肺、消除疳积、驱虫滑肠等功效。适用于多种便秘、疝气、痔疮、消化不良、食积、咳痰等症状。《本草纲目》中记载，榧实"常食，治五痔，去三虫蛊毒，鬼疰恶毒。食之，疗寸白虫。"李时珍沿用了《名医别录》榧实之名，列在果部三十一卷。

榧子可以用于多种肠道寄生虫病，如小儿蛔虫、蛲虫、钩虫等，其杀虫能力与中药使君子相当。它杀虫而不伤脾胃，且能润肠，利于虫体排出，所以是一种较有效而安全的驱虫药。苏轼诗中"驱攘三彭仇，已我心腹疾"之句，也说它驱虫杀虫而治心腹疼痛疾患。道教用"三彭"来指在人体内作祟的三种害虫，也叫"三尸"或"三虫"。成语"三彭之仇"，将三种人体寄生虫说成是人类的仇敌。

也莫怪"治未病"的大哥、"治初病"的二哥都不如能"治已病"的小弟扁鹊名声显赫，如此怪事是扁鹊讲给魏王听的。这一故事传说常被管理学当成案例来讲，说明事后控制不如事中控制，事中控制不如事前控制。中医则以此故事来强调治未病的重要性，即治未病的理念更前卫，但却容易被人们忽视。其实，食物治病的功劳不是也往往被人忽视吗？

香榧果的西施眼

香榧子也许是世界上最香最美的干果，而诸暨枫桥的香榧子壳薄仁满，更是香中香，美中美。香榧子的形状如橄榄，呈椭圆形，两头稍尖，黄褐色的果壳上有一些浅浅的条纹，好像大海在沙滩上留下的浪痕，富有诗情画意。炒熟的香榧子色泽金黄，散发着一股沁人心脾的香气。不管是谁，只要一闻到这香气，很难能挡住它的诱惑，不吃它几颗绝对过不了关。

吃香榧子有一个小小的诀窍，据传这个诀窍还是流芳千古的美女西施留给家乡父老的遗产,所以我称它为"西施吃法"。"西施吃法"就是在剥香榧子的时候,你无需用力去按果壳,或者用嘴去咬,因为每颗香榧子上都有两只"眼睛"——西施留下的"眼睛",一对美丽的"眼睛",诸暨人叫这"眼睛"为"西施眼";你只要用食指和拇指按住这两只"眼睛",轻轻一捺,壳就开裂了,然后就可以取出果仁,去掉上面的那层黑果衣,香榧子就变成金黄诱人的美食了。你只要拿一颗香榧子放在嘴里,轻轻细嚼,慢慢品尝,顿时满嘴鲜脆甘酥喷香,吹气胜兰,那感觉真是羽化而登仙,美妙无比……

我对香榧子情有独钟。无论何时何地,每当我看到香榧子时,它总能勾起我对一段往事的回忆,即便是一瞬间的工夫,也是幸福的重温,昨日与今天仿佛没有缝隙,都在眼前。香榧子就是有这种魅力,无可抗拒。

——这篇美文的名字朴实无华,就叫作《香榧子的故事》。作者是方颐家,这篇作品在浙江举办的一次全国微篇文学征文大赛中获得了优秀奖。教人会吃香榧子,恰如送人玫瑰,共享其香。

干果,不就是剥掉硬壳吃果肉嘛,除此还能怎么吃呢?令许多人想不到的是,肉菜中竟然有一款"香榧焖鸡脯",那可是一道集美味、营养于一身的菜肴。用鸡脯肉为主料,搭配炒香榧子与冬笋、香菇,经炒制并勾芡。制作出的成品菜肴,色泽红润,鸡肉鲜嫩,榧仁味香,别具一格。

香榧驱虫述古今

都说香榧子驱虫,难道就不能举个医案什么的,好让大家学习学习?医案是具体的,印象会更深刻,记得牢,可令人活学活用。

下面就录一则香榧果驱虫治病的医案,不过,这样的医案实在不多见。

"京畿道胡岱青小姐年及笄时,腹痛如绞,时医均以受寒,重用姜附肉桂,其疼逾甚。延余诊视,脉涩无寒症,因言人腹中有蛔、蛲、长、寸、线、白等虫九种,长虫长一尺,不治。胡公言:曾便过尺长白虫。余嘱即买花榈饼一个,令服。再买榧子二斤,炒如栗子,令吃数日,便出长白虫数尺,长无算,遂愈。"

——清·许恩普《许氏医案》

注:京畿道为地名,唐开元年间始置,指京师长安及其附近地区,唐朝都城长安即今西安位于京畿道内。

这则清朝的医案,有名有姓的,很真实。可这些记录在医书中的,远没有生活中的体验那么生动。不信,请看吴春妮将自己小时候的亲身经历写成的美文——《记忆深处的香榧》。

我最早对香榧的认识可以追溯到四十年前。那时候我还没上小学,因为脸上长出了蛔虫斑,父亲见了便说要给我驱虫。可我从小有个坏毛病,不肯吃药。凡是药,我一吃进嘴里就会开始呕吐。有时候母亲辛苦为我熬好中药,可我一咽下去就呕吐。为此父亲动怒,要责罚我,母亲便替我辩解,说这呕吐不是我人为的。是不是人为的,其实只有我自己最清楚。因为把药吐出来,这一点都不难。当然那时候我是不懂事,不体谅父母为我们儿女付出的爱。因为我不肯吃药,而肚子里的蛔虫又总爱兴风作浪,常搅得我肚子翻山倒海地痛。父亲急了,去请教老中医二姑爹。姑爹说:"据《本草新编》的理论,'榧子杀虫最胜……凡杀虫之物,多伤气血,唯榧子不然。'既然孩子连宝塔糖也不肯咽下去,那去弄点香榧来,只许剥了外壳,里面的黑衣不要剥,直接让孩子嚼碎咽下去就行了。"

那年的秋天,父亲真的去为我买来了香榧。直到今天我还清楚地记得,父亲像得了宝似的打开一包颜色呈深褐色,样子如橄榄一样大小的干果。我们姐妹还是第一次看到这种果子。父亲说这个叫香榧，是样好东西，以前只有皇帝才有口福吃的，所以也称御榧。一听有好吃的，我马上来劲。姐妹中就数我最贪吃，被家人冠名"猪八戒"。父亲把一包香榧分成了三份，把最多的那份给了我。父亲告诉我们，每个香榧都有两只眼睛的，只需用力按住香榧的两只眼睛，外壳就会碎，里面的肉就可以吃了。父亲示范给我们看，只见爸爸的大手一按那对香榧眼睛，壳就碎了。里面露出的是黑黝黝的一个两头尖的果子。爸爸说这样就可以吃了。姐姐和妹妹向来听话，真的就着黑衣都吃下去了。还连声说太香了，太好吃了。

我呢从小就有个习惯，遇到好吃的东西一定先让母亲吃。因为母亲什么好东西都不肯吃，总是让给我爸爸和我们姐妹吃。我屁颠颠把所谓的皇帝才能吃的御榧去给妈妈尝，妈妈开始不肯尝，说这是特给我们孩子吃的。后来拗不过我的孝心，说这香榧好久也没吃上了，就吃一个吧。我一定给了母亲三颗才肯离开。我怕姐姐和妹妹看到我的那包香榧多，就一个人躲到楼上偷偷去享受美味了。开始我是剥了外壳，连着黑衣一起慢慢嚼，那味道的确又香又脆，后味还甜滋滋的。可我发现黑衣里面的肉白中显黄，去了黑衣，那味道更加的醇香甘甜。

我得意地跑去告诉父亲我的这一新发现，谁知父亲听了嗓门一下就粗了："什么？你是剥了黑衣吃下去的？都吃完了?！"我一看情况不妙，忙拿出剩下的大半包香榧给父亲看。父亲总算有了点笑意，说："女儿，这包香榧我是为了给你打蛔虫才去托了人买回来的，你最好就着黑衣一块吃下去。"我忙说："爸爸，我蛔虫多，这个药你就再给我去买点吧，我保证不会吐。"这么好味道的药，我巴不得天天都能吃。在那物资匮乏的年代，除了过年，平时我们根本没口福吃到这么好吃的东西。所以直到今天，我还记忆犹新。说也奇怪，自从吃了那包香榧后，我的蛔虫真的就都打下来了。从那以后我就长得白白胖胖起来。现在回想起来,可怜天下父母心,父母为了我们姐妹,他们就算条件再艰苦,也会省下钱来替我们的健康着想。做儿女的对父母应该永怀一颗感恩的心。

读完故事,也让你明白了:香榧驱虫,那最有药效的部分在它的黑色外皮上。如果为了驱虫,切莫把它去掉了!

过去,至少到 20 世纪上半叶,特别在农村,人体的肠道寄生虫病比较普遍,当今则较为少见了。现今的人们也多不知道那蛔虫斑是什么样子的了。

原来,蛔虫斑是因为蛔虫的成虫寄生在人体的肠道内,可造成患儿继发性营养不良,由于孩子的皮脂腺还没有充分发育,表皮缺少皮脂,从而出现白色斑点。

过去在民间更普遍流传着用望诊来判断孩子肚子中有没有蛔虫的办法,即俗称的蛔虫斑。观察主要看面部,比如在面部产生大小不一的圆形白斑,颜色比周围皮肤浅,分布以两颊部为多。蛔虫斑也可见于指甲,即在指甲上有白色的点状、块状、线条状等大小不一的白斑。有时可出现在眼睛的巩膜上,可见到巩膜上有细丝或褐色的点状物。

事实上,有很多病人是因为在粪便或者呕吐物中看到了蛔虫,才确认患上蛔虫病的。单纯靠蛔虫斑来判断得没得蛔虫病,关联性并不强。过去蛔虫病在儿童很普遍,蛔虫斑其实主要反映了患儿营养不良的情况,这种情况下蛔虫病多是比较严重的情况。

从医生诊断的角度,一般要进行大便化验,有时需要多化验几次,要从中找到蛔虫卵,才可确认蛔虫病。然后进行驱虫治疗。

如今香榧少了药用,大家只把它视是干果珍品了。不过在食用时,也有需要注意的细节,比如榧子不要与绿豆同食,否则容易发生腹泻。榧子性质偏温热,多食会使人发热上火,咳嗽咽痛且痰黄的实证病人暂时不要食用。食用榧子易有饱腹感,不宜在饭前多吃。榧子有润肠通便的作用,若有腹泻或大便溏薄者不宜食用。

香榧好吃,各取所用。适者为宜,更显其珍。

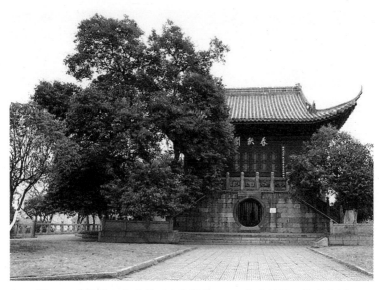

图 33　荆州沙市中山公园春秋阁前 1921 年栽植的两株女贞树

凌冬青翠赏女贞

꧁꧂꧁꧂꧁꧂꧁꧂꧁꧂꧁꧂꧁꧂꧁꧂꧁꧂꧁꧂꧁꧂꧁꧂

女贞之树,一名冬生。负霜葱翠,振柯凌风。

——晋·苏彦《女贞颂》

萧瑟秋风扫落叶,寒冬到来更无花。

寒风凛冽之中,结满果实的女贞树,枝叶仍然是碧绿青翠的。由此引起我们冬日说女贞的话题。

凌冬青翠赏女贞

凌冬青翠。明朝李时珍在《本草纲目》中,正是这样描述女贞子名称之由来的:

"此木凌冬青翠,有贞守之操,故以女贞状之。"

女贞为木犀科植物常绿小乔木或灌木。它的古老名字叫"桢",《诗经·小雅·南山有台》中有吟:

南山有枸,北山有桢。乐只君子,遐不黄耇(gǒu,音苟)。乐只君子,保艾尔后。

据《毛诗注析》:"桢(音举),今名女贞。"而《诗经直解》中的解释是"桢,鼠梓,又名大女贞、冬青树、蜡树。"这首《小雅·南山有台》是一首颂德祝寿的宴饮诗。全诗五章,每章开头都以南山、北山的草木起兴,民歌味道十足。这是其中的最后一章。对《诗经》的咏吟,不妨试译如下:

南山生枸树,北山长女贞。君子真快乐,那能不长寿。君子真快乐,子孙天保佑。

这里多加一个备注。"南山有枸"句,其枸(音jǔ),我曾经先入为主的认为是枸杞,细究则令人难辨是非。这句诗谈到长

219

寿的话题,若为枸杞与女贞相对,两种补益中药,意义颇为符合。根据古人的解释,《说文·木部》:"枸,木也;可为酱,出蜀;从木,句声。"《正义》引《诗意疏》:"枸树高大似白杨,有子著枝端,大如指,长数寸,啖之甘美如饴。"《陆玑·草木疏》:"枸树高大如白杨,子长数寸,噉之甘美如饴,蜀以为酱。"历史上"独蜀出枸酱",有人据此考证认为蜀枸酱只能为枳椇酱。或言枸杞酱,但结子长数寸,则枸杞的可能性是很小的,枸杞即使长成树也很难如白杨树那样高大。

还是继续对女贞进行解说。女贞的叶上有一层蜡质膜,可饲白蜡虫。而这层蜡质也成为了它的保护层,有利于它度过冬天。女贞能够耐受零下几度的寒冷。若太冷,其叶片与小枝就会受伤枯死,明年另发新芽。一般情况下,它的叶片并不因冬季的来临而脱落。

冬不落叶夏日落。女贞树为什么有时候会出现这样的反常情况呢?有一句谚语大家可能听说过:"女贞叶落尽,当秋必主淋。"作为常绿树的女贞,它的叶子是随落随长的。但如果在夏季出现反常,只落叶,不长叶,或长的叶子很少,好似要进入冬天休眠一样,则预示着未来两三个月内将有一场秋季连阴雨天气。所以,谚语是对生活经验的浓缩与总结。

诗人识得女贞子

沿着江岸
金光菊和女贞子的洪流
正煽动新的背叛
与其在悬崖上展览千年
不如在爱人肩头痛苦一晚

——舒婷《神女峰》

1981 年 6 月,尚未到而立之年的舒婷从东海之滨的福建来到重庆巫山的长江三峡。站在江边观看那滚滚而去的东逝之水,她的胸中也禁不住翻涌起滚滚波涛,从而汇成了充满激情、哀怨、叛逆、哲理的这一首诗篇,优美而抒情。

诗篇以神女峰命名,是诗人的灵感和创意首先来自于那座充满了凄美传说的峰崖吗? 而从诗句影射到我脑海中的画卷上,我特别看重的是峰崖上的植物。金光菊的金黄自然会引起更多的人注意,可那不起眼的女贞又是如何入了诗人的法眼呢?

已进入夏日的 6 月,会令人有满目翠绿的感觉。这时的花儿是会特别引人注目的。而女贞开花也正是在这个时候。我想,舒婷所看到的在悬崖上的女贞子,因为开出了繁花而令人远观可识,虽然悬崖上的环境不那么舒适,然而成片密集的女贞林仍然汇成了一片洪流。

6 月、7 月份是女贞开花的时节。它的花白色或带点青黄色,繁密而细小,显得太琐碎,但整个花序却显得白花花的一片。而且女贞花有浓香,也就显出一些热烈。

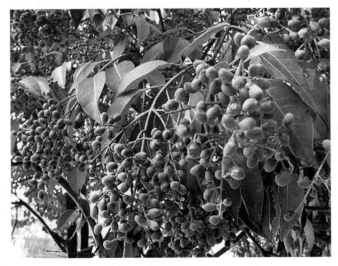

图 34　女贞结出累累果实

女贞的花香只能在近处才能闻得到。不知你注意闻过没有,它的香味也有些甜丝丝的感觉,但伴随有点怪怪的滋味,仔细体味,好像并不是那么高贵典雅、清香悠远,而是酽酽的,有些冲鼻子的感觉,所以就有一些人对她不怎么喜欢。

花期过后它结出的累累果穗,由小慢慢长大,从青绿变得紫润,又脱水皱缩成黑色,略呈肾形。

诗人识得女贞,在吟咏诗人的诗篇之时,最好也能够识得女贞为何物。

女贞药用补肝肾

围绕夫妇来讲的中药故事,当归和女贞子有颇类似的地方。当归故事说的是妇盼夫归而生病,愈病之药而得名当归;而女贞子故事则由贞女引出此药医治了男人的疾患,大意是:

有一对青年夫妻相亲相爱,但因故离别,娇妻不幸亡故。丈夫因思念而成疾,身体衰弱以致形枯。想不到在妻子的坟上生长出一株枝叶繁茂的小树,结出的果实乌黑发亮,遂被丈夫摘食。虽然味道甘苦并存,却使丈夫精神倍增,最终通过食用此果而衰病获愈。人们由小树联想到贞女,因此这果实就有了女贞子的名字,药物的功效也由此被发现了。

女贞树又因有"贞"字,从贞节的意义上而令人对其产生崇敬之情。"贞女慕其名,或树之于云堂,或植之于阶庭"。

女贞其实是园林绿化中应用较多的乡土树种。明朝浙江都司徐司马,曾下令杭州城居民在门前遍植女贞树。

女贞的成熟果实即药用的女贞子,又名女贞、女贞实。性平,味苦、甘,具有补肾滋阴、养肝明目的功效,在中药里属补阴类药物。用其滋补祛疾,自然可获得如《诗经》中所咏唱的长寿与快乐共享的美好生活。

女贞的果实成熟后不凋落，一直挂在树上可以越过冬季。而女贞子的药材也一般在冬季果实完全成熟之后采摘。"《名医》曰：(女贞实) 生武陵，立冬采。"

女贞子的药材以粒大、饱满、色紫黑，质坚实者为佳。从中医学认识有黑入肾之说，而冬季采摘的女贞子，它的颜色呈紫黑色，其实也可以预示在成分上应当与秋天所采的青绿色的种子有所不同。女贞子为清补之品，主治肝肾阴虚所致的头目昏眩、耳鸣耳聋、头发早白、腰膝酸软等症。《本草纲目》说它能"强阴，健腰膝，变白发，明目。"近年来，常用它来治疗慢性肝病，已取得确切疗效。

女贞实：味苦平。主补中，安五藏，养精神，除百疾。久服肥健，轻身不老。生山谷。

这是被列为上品的女贞子在《神农本草经》中的记述，特别引人注意的是强调了该药的滋补特性。

女贞子有滋补肝肾、强壮腰膝的功能，主治肝肾阴虚所致的头晕目眩、须发早白、风湿性疼痛、腰膝酸软等症，治疗老年病症较常应用。

据现代研究，女贞子的主要药理作用是保肝和降脂，常用于治疗慢性肝炎和脂肪肝，能改善肝脏脂质代谢，促进肝细胞再生，防止肝硬化；应用单味女贞子蜜丸或单用女贞子煎服或代茶饮，治疗高脂血症疗效满意。

女贞子是男女之病皆能治的。如女贞子对于维持体内钙稳态，改善绝经后骨质疏松症具有重要意义。再如治疗少精症，长期临床实践发现女贞子具有良好的补肾生精功能，其滋肾阴而不燥，强腰生精而力雄，能显著地提高患者精子活力，增加精子数量，对各种原因引起的少精症均有良效。可在五子衍宗丸基本方中加大女贞子剂量，一般在 30 克以上；或单用女贞子每日不少于 10 克研粉冲服，连续治疗三个月。

药理佐证补益药性

为便于记忆、理解和掌握,有人根据女贞子的功效而编写出了几句歌诀:

女贞性平味苦甘,滋肾益肝效灵验。乌须黑发明眼目,且疗阴虚头晕眩。益精养阴健腰膝,轻身不老可延年。

——这就是女贞子的药性功效歌。它的药理作用已被研究所证实,其主要药理作用如下。

补钙。女性绝经后骨质疏松通常伴有体内钙流失增加,随着老龄化社会的到来,绝经后骨质疏松成为威胁人类健康的重要疾病之一。在从天然中药宝库中寻求安全有效的药物来防治本病时发现了女贞子。研究证明,女贞子抗骨质疏松的作用机制在于:通过提高小肠对活性维生素 D 的敏感性,以及加强肾脏对钙的重吸收,从而改善雌激素缺乏所引起的钙失衡状态。女贞子对于维持体内钙稳态,改善绝经后骨质疏松症具有重要意义。

保肝。女贞子的保肝作用表现为,在实验研究中能够对抗四氯化碳引起的急慢性肝损伤,防止肝脂肪变性及肝硬变,促进肝细胞再生的功能;并可降低血清转氨酶活性,减轻黄疸。

降脂降糖。药理研究表明女贞子有降血脂作用,特别是对冠状动脉粥样硬化斑块更有明显的消退作用。中医临床应用单味女贞子蜜丸治疗高脂血症疗效满意,降低血清总胆固醇有效率为 70.6%,其最大下降幅度为 2.12mmol/L;降低血清 β- 脂蛋白有效率为 91.6%,最大下降幅度为 5.06 克 /L。由女贞子、枸杞子、红糖研制成的降脂颗粒剂,用于临床对各种高脂血症均有极显著的疗效,其降甘油三酯及 β- 脂蛋白的疗效与西药安妥明相似;降胆固醇的功效却优于安妥明,且无安妥明的诸多不良反应。动物实验还证实,女贞子所含亚油酸,可改变胆固醇在体内的分布,使其较多地积存于一般组织,从而减少在血液中以及在血管壁中的含量,不仅降低血脂,还能减少动脉粥样硬化的发生率。女贞子还有降血糖作用。

免疫调节。对特异性和非特异性免疫均有调节作用。有效部位为多糖与苷类。

抗氧化抗衰老。对实验动物能明显改善其衰老的学习和记忆能力,与提高抗氧化酶活性、清除自由基、减少过氧化脂质的生成等有关。

其他补益作用。女贞子还能提高外周白细胞,对因化疗或放疗引起的白细胞减少有升高作用,临床对白细胞减少症,不论辨证为何种证型,均可在辨证用药的基础上配合女贞子。女贞子还能增强网状内皮系统吞噬能力,增强细胞免疫和体液免疫的作用;有强心、利尿等作用;抑制动物某些移植性肿瘤的生长。并有止咳、缓泻、抗菌等作用。

女贞子的保肝、免疫调节、抗氧化、抗衰老、降血糖、降血脂等药理作用,是女贞子补益作用的忠实体现,是中医学将女贞子归于补益类药物并列为上品的现代研究之明证。

女贞子临床新用

根据对女贞子的现代药理研究,女贞子临床新用可治疗以下多种疾病。

治疗内分泌代谢病。发挥女贞子对内分泌系统所具有的双向调节作用。以女贞子为主,配合益气阴、清郁热、消痰瘀方药,治疗糖尿病性周围神经病变中的阴虚证。药用女贞子20克,黄精、制首乌、玄参、地骨皮各15克,海藻、黄柏、木瓜、地龙各9克,海蛤粉3克(冲)。每日一剂,能有效控制患者血糖、血脂,对其周围神经病变疗效满意。脂肪肝,可导致糖、脂代谢紊乱加重,并可能导致肝硬化,用女贞子15克,煎汤交替送服杞菊地黄丸、加味逍遥丸治疗,能改善肝脏脂质代谢,促进肝细胞再生,防止肝硬化。

治疗高脂血症。临床用女贞子蜜丸,每丸含女贞子生药5.3克,每日两次,每次一丸,疗程一个月;或用女贞子30~40克,煎服或代茶饮,每日一剂,两个月为一疗程。苔腻不渴者加葛根60克,便溏者加泽泻30克,均取得满意疗效。

治疗白细胞减少症。临床将白细胞减少症分三型予以治疗:心脾不足型,用归脾汤加女贞子、阿胶;肝肾阴虚型,用六味地黄汤加女贞子、旱莲草、制首乌;脾肾阳虚型,用金匮肾气(丸)汤和理中汤加女贞子、补骨脂。上药水煎服每日一剂。肿瘤患者因放疗或化疗所致的白细胞减少症,可用100%女贞子针剂肌内注射,每次2~4毫升,每日两次,可使白细胞回升至正常水平。

女贞子中含有齐墩果酸、乙酰齐墩果酸、女贞子苷、亚油酸、油酸、棕榈酸、硬脂酸、甘露醇及大量的葡萄糖等。从现代研究的角度认为,女贞子水煎剂中不含有其主要成分齐墩果酸,故入煎剂会影响疗效,女贞子应以入丸散剂为宜。

解说成方二至丸

"冬至一阳生",又冬至采女贞。这联系到含有女贞子的著名成方——二至丸。

此"二至"专是指夏至和冬至两个节气。女贞子到了冬至果实熟透,味全气厚,此时采集为佳。旱莲草为草本植物,盛夏时茎叶繁茂,叶黑汁足,所以夏至时采集最佳。由蒸女贞子、墨旱莲两味中药等量组成的小方二至丸,是滋阴补肾的一首方剂。以其两药的采集时间而命名。

二至丸具有益肝肾、补阴血之功效。主治肝肾阴虚,症见口苦口干、头目眩晕、失眠多梦、遗精体倦、腰膝酸软、须发早白等。二至丸作为补益肝肾的良药，一直被医家所推崇。

下面引一则今人讲的故事，说二至丸出自《医方集解》，但该书的真正作者和二至丸的发明者都不是汪昂，而是一位叫汪汝桂的名医。这实在是一个大大的错误！

明末安徽有位叫汪汝桂的名医。他小时候体质较弱，但聪明过人，诵诗及经史百家过目不忘。不料父患重病，医治无效而死。父亲临终嘱托不为良相，便为良医。汪汝桂遂弃儒习医，专心研医，几年后已在当地颇有名气。由于长年苦读加上先天不足，他不到四十岁就未老先衰，须发早白，头目昏花，时常腰酸背痛，浑身无力。一天，他带门生上山采药，夜宿寺院，遇到一位百岁老僧，耳聪目明，须发乌黑，步履矫健如飞。汪汝桂向其请教养生之道。老僧指着院内的一株女贞树说，取女贞子蜜酒拌蒸食用即可。汪汝桂经过验证有效，应用中他取滋补肝肾的墨旱莲与之配伍，将旱莲草熬膏搅和女贞末制成药丸，试服后效果很好，便连续服用，不仅康健且精力过人。

数年后，汪汝桂行医路过浙江丽水，探望寄籍在此的同乡好友汪昂，汪昂见他全无昔日的病容，显得光彩照人，颇感惊诧。汪汝桂如实相告。汪昂家资富有，闲居在家，不免放纵酒色，有肝肾不足之证，闻之赶紧如法炮制后服用，同样收到良效。汪昂素嗜岐黄之术，便以厚俸延聘汝桂。历时四年，汝桂著书四部，并将女贞子、旱莲草组方疗肝肾名之为二至丸，收录在《医方集解》中，但此书署名者并非汪汝桂，而是汪昂。

上面的故事说汪汝桂创制了二至丸，这是错误的。考汪汝桂确有真人，其生平记载可以寻得到：

按《休宁县志》：汪汝桂，字景南，渠口人。幼体羸，学医，游姑熟，得名师传，兼综东垣、丹溪诸法，远至黟、祁，所在奏奇功。为人言不妄发，浑涵长厚，群以有道归之。

——《古今图书集成医部全录》

关于二至丸的出处，年代最近的说出自清朝汪昂《医方集解》(成于 1682 年),经考证这显然不准确。因为早在明朝,已有多处所载,如王三才《医便》成书于 1569 年,刊于 1587 年;王肯堂《证治准绳》(又名《六科准绳》),约成书于万历三十六年,即 1608 年。这都远早于《医方集解》。

王三才在《医便》中已将二至丸誉为"清上补下第一方":

"二至丸:清上补下第一方,价廉而功极大,常服屡有奇效。冬至日取冬青子(即女贞子),不拘多少,阴干,以蜜、酒拌透,盒一昼夜,粗布袋擦去皮,晒干,为末,新瓦瓶收贮。等夏至日取旱莲草数十斤,捣自然汁熬膏,和前药末为丸,如梧桐子大,每服百丸,临卧时酒送下。其功甚大,初服便能使老者无夜起之累,不旬日体力加倍,又能变白须发为黑,理腰膝,壮筋骨,强阴不走。酒色痰火人服,尤更有效。"

然而,这还不是最早的记述。这则处方最早出自于明朝吴旻所辑《扶寿精方》,是书上中下三卷,刊于 1530 年(后又收入《珍本医书集成》中)。这要早于《医方集解》150 年以上。

二至丸这一成方的流传,竟然经历了如此复杂曲折的历程,而且还不单是文献的流传,其中还应当伴以具体的应用与验证。而临床疗效,是最终成就一首古方扬名立世的根本。

小鸟也能识药材?

说起用女贞树绿化环境,不能不提到湖北省襄阳市。女贞树与紫薇花分别被选为襄阳市的市树和市花。为什么选女贞树呢?襄阳人总结它有几大好处:适应性强,生长较快,四季常绿,枝干扶疏,枝叶茂密,树形整齐,婀娜多姿。所以,女贞树是园林中常用的观赏树种。

中国原先分布的女贞又叫大叶女贞或高杆女贞,它的植物拉丁名是 *Ligustrum lucidum* Ait.。女贞原先的自然分布区域主要在江苏、浙江、湖南、福建、广西、江西、四川等地。

女贞为常绿小乔木,一般高6米左右。单叶,对生,全缘,革质。叶多为椭圆形或卵状披针形,革质而脆。初夏6~7月开白花,圆锥花序顶生。浆果近肾形,10~11月成熟,熟时深蓝色。

近些年,城市绿化的步伐很快。在济南市的多条街道与公园、绿地等处,都能看到女贞树的身影了。我们大学的校园里,就种植了不少。开花时节,淡而蕴甜的一种暗香,沁人肺腑。开花后结果累累,先是绿色的,霜后变成紫色,到冬天一直挂在枝头。那景观让我们从夏至秋一直观赏到冬天。

这么多女贞实,不是上好的药材原料吗,为什么没人采,没人收呢?经常看到鸟儿成群在树林中寻觅,也从不见它们啄食女贞果。真是令人奇怪呀!

小鸟啄食树上的女贞子,那可是留在记忆中挥之不去的儿时情怀。上海中医药大学的倪项根是一位出版界同仁,他那《酸酸甜甜女贞子》的美文在2009年7月24日发表在《中国中医药报》的"中医文化"版上,回忆了他在安徽安庆的老家上小学时摘食女贞子的情形:

"那个年代,物质还是比较匮乏的。所以我们总是见到能吃的东西就要想尝一尝。当时,谁也不知道这种果实是否能吃,只是看到不少小鸟在枝头飞来飞去,不断啄食着树上果实。后来,有一天下午放学,我们再一次走到树下面。一个平时就喜欢调皮捣蛋的小伙伴突然说:要不,我们去摘点果实吃吃试试吧。说完他身先士卒,三下两下就爬到树上,摘了很多果实给我们扔下来,我们拿在手上,闻了闻,发现没有什么特殊的气味,于是就试着放了一个到嘴里,一咬,甜中带酸的味道,很好吃。于是,我们几个就放开胆吃了。

从那以后,几乎每天放学之后,我们几个都要从树上摘下一些果子吃。吃过之后,还感觉味道很不错,就这样一直从深秋时节吃到严冬开始。"

初时不识是女贞。他认识到"它"就是女贞子,是在大学二年级学习了《中药学》专业课之后：

"下课之后，我就拿上借书证，跑到学校的图书馆里借了一本中药图谱，很快就翻到了女贞子这味药，一看，药材照片旁边的原植物，高高大大的树木，与脑海里的记忆一模一样。一下子恍然大悟，原来自己童年时吃过很多的那些果实就是女贞子！"

大学时代从《中药学》中学习到冬至采女贞，夏至采墨旱莲，倪项根已经领悟到：非冬至日采的女贞，非夏至日采的墨旱莲，并非没有疗效。古人有这种极致的认识，令他发出感叹："我们的先人似乎有一种追求完美的特质，这大约也是中医的魅力之一吧。"

我想对此点进行解说的是，更准确的理解是古人以冬至与夏至为标点，指的是一个时间段，而非一个时间点。"药物采收有时"，古人一直强调的是不同药材有其最佳采收时节。虽然药材基源相同，但如果"产非其地、采非其时"，也拿来当药材，自然比不上地道产地、采收适时的药材质量优异。限于认识的局限，古人没法测成分含量指标，但通过宏观指标的控制，所追求的完美更成为一种独特的魅力之所在。在这一点上，我与倪项根"英雄所见略同"。

我还是继续观察济南的女贞树吧。

济南的这些女贞果，为什么小鸟偏偏就不来啄食呢？专为此事请教了一位植物学的大师，他说，这些绿化树根本不是我国原先分布的女贞品种！

现在北方城市绿化种植的，最主要的品种是日本女贞。虽然它们都属于木犀科女贞属，却是不同的品种。日本女贞与女贞的植物学特征很相似，一般人不能区别它们。简单地说，日本女贞（拉丁名 *Ligustrum japonicum* Thumb.）的叶较女贞圆而厚，主脉常紫红色。果长圆形或椭圆形，长 8~10 毫米，直径 6~7 毫米，直立，呈紫黑色，外被白粉。它的果实明显比女贞子药材要大。

女贞的果实（即女贞子药材）呈卵形、椭圆形或肾形，长 6~
8.5 毫米，直径 3.5~5.5 毫米。表面黑紫色或灰黑色，皱缩，基部
有果梗痕或具宿萼及短梗，体轻，外果皮薄，中果皮较松软，易剥
离，内果皮木质，黄棕色具纵棱，种子 1~2 粒，肾形，紫黑色，油
性。味甘而微苦涩。

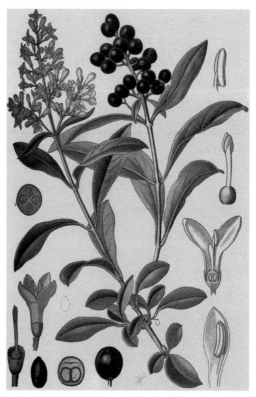

图 35　女贞植株形态手绘图

日本女贞的果实不入药，视为女贞子药材的伪品。除了日
本女贞，近缘植物水蜡与小叶女贞的果实同样不能药用，也被视
为女贞子药材的伪品。

后两种植物的特点：水蜡（*Ligustrum obtusiflium*），落叶或半常绿灌木，枝开展，成拱形，叶背有毛，花序下垂。小叶女贞（*Ligustrum quihoui*），落叶或半常绿灌木，枝铺散，花无梗。

人们不禁要问：为什么种植的多是日本女贞呢？其实还真有原因。

在女贞继续向北方种植扩散时，让它更耐寒冷是必要的。日本女贞更耐寒，说来这是不会让人太惊奇的事情。在北方，日本女贞的迅速上位，其中也有市场那只无形的手的影响。

南方的一些园林公司利用本地直径 6~8 厘米的大叶女贞作砧木，采取带木质芽接技术嫁接日本女贞，嫁接成活率可达到百分之百，从而实现了对日本女贞的引种成功。如有一家苗木公司一次就嫁接扩繁了日本女贞约 3000 株，最大冠幅达 3 米，这些日本女贞的苗木运送到了山东、河北等北方地区，作为景观绿化树林种植。

驯化后的日本女贞树，叶大而亮，树势自然成型，生长旺盛，既可用作观赏用庭园树、绿篱和盆栽，还可用作行道树栽植和景观绿化配置。通过连续数年的观察结果显示，引种驯化的日本女贞比大叶女贞更耐寒冷的温度差达到 5℃以上，开花时间还提早 15 天左右，并且抗病虫害和抗污染性更强。作为苗木出售，日本女贞在价格方面比同等规格的大叶女贞高出一倍。

于是乎，我们在济南，满眼中其实到处都是日本女贞的身影了。还好，它的果是没人采的，小鸟也不来啄食它。这看上去是一大缺点，但转念一想，任何事情有两面性，这也有点好处，如果全部是中国的女贞品种，大家采了它的果实入药或滋补来使用，作为行道树它是受到了污染的，那岂不也是不安全的吗？

实验，唯有实验，没有实验不能说明问题。用实验数据来说话成了某些人怀疑一切、打倒一切所高举的"科学大旗"。

感谢小鸟，感恩大自然。这儿成就了一个最盲法观察、绝少外来干预、无人能够超越的最伟大的动物实验。

大自然的环境中,有两种女贞树,一种是中国女贞,一种是日本女贞,它们依其自然属性生长着,开花结果,度过春夏秋冬。

小鸟也在自由自在地生活着,采食着可供它生命延续的大自然给予它的馈赠。

女贞的果实好吃,它不拒绝。只是不知从什么时候开始,人们也来和它争夺,有童稚少年,更有成年人或老者。原来这果实对人类也有用。

日本女贞的果实不好吃,小鸟不喜欢。于是它们视若无见,如果你们人类愿意独享,这对鸟界不会产生竞争。

女贞子药用可是经过了中国古人不知多少代的实践验证。那并不是小鸟们的功劳,是古人在对疾病斗争中用生命换来的宝贵经验。小鸟不吃日本女贞,说明了女贞子与日本女贞子之间存在的差异。这远比在统计学上计算出二者具有显著、极显著差异的数字更有说服力。

日本女贞子的毒性比女贞子毒性大?日本女贞子无药效?结果还不明确。至少,目前还不能把日本女贞子当成女贞子来药用。

有人产生这样的疑问:成分测定表明,它们二者当中都主要含有齐墩果酸,二者含有的成分差别不大,难道就不能代用或合用?如果单独为了提取齐墩果酸,二者都可以作为原材料,但这与成为同一种药材完全是两回事。

中药,你不是不用那些日本女贞嘛,快去采来提取成分吧,廉价也是一种优势啊!在不同的视角下,它的价值是不同的。识物为取用,我还是有点儿"肉食者鄙"!

中医药有其独特的认识与实践。

归根结底,中药材要有中药材自己的标准。

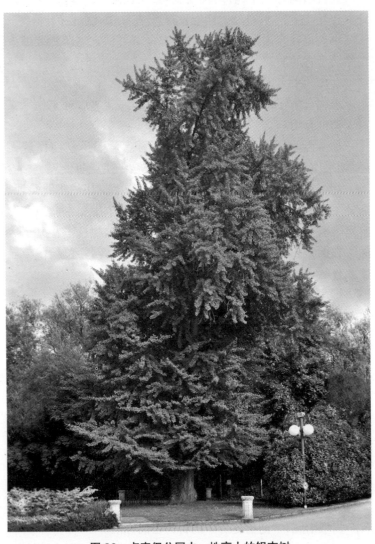

图 36　卢森堡公园中一株高大的银杏树

礼赞银杏公孙树

烫手热白果,香又香来糯又糯;

一个铜钱买三颗,三个铜钱买十颗。

要买就来数,不买就挑过。

——叶圣陶《卖白果》

喜吟银杏树与果

郭沫若有诗曰:

"亭亭最是公孙树,挺立乾坤亿万年。云去云来随落拓,当头几见月中天"。

在这首诗中,被著名诗人郭沫若所咏吟的是高高的白果树:它在地球上生长了亿万年,有美丽而挺拔的身影,有直上云端揽月的感觉,昂首可观看月中天庭的景色。诗人更著文赞美说:"我爱它那独立不倚、孤直挺劲的姿态,我爱它那鸭掌形的碧叶、那如夏云静涌的树冠,当然,我更爱吃它那果仁。"

说起吃它的果仁,优秀的语言艺术家叶圣陶先生的描述更是引人馋虫。他有一篇《卖白果》文,记自己儿时所唱儿歌,即追着摹仿叫卖白果的乡间小唱。

"我们试看看他的担子。后头有一个木桶,盖着盖子,看不见盛的是什么东西。前头却很有趣,装着个小小的炉子,同我们烹茶用的差不多,上面承着一只小镬子;瓣状的火焰从镬子旁边舐出来,烧得不很旺。在这暮色已浓的弄口,便构成个异样的情景。他开了镬子的盖子,用一爿蚌壳在镬子里拨动,同时不很协调地唱起来了:'新鲜热白果,要买就来数。'"

卖白果的乡间小唱最是活广告：

"烫手热白果，香又香来糯又糯；一个铜钱买三颗，三个铜钱买十颗。要买就来数，不买就挑过。"

说唱词中，既说它又热又香又糯，又说多买可以有饶头。这炒白果的叫卖声，有腔有调，清晰动听。有吃的诱惑，还有玩儿的吸引，小担上在装白果的铅丝笼周边，悬有一两只小小铃铛，随着行走晃动，会发出一串串欢乐跳跃的声音来，更引得孩子们垂涎欲滴。

沿着文人的描绘，更可向着古人追寻。北宋杨万里有《银杏》诗，其果名银杏正好与金桃有得一比。述说吃它的果仁，微苦带甘甜的滋味最吸引人，只要深灰浅火把它煨烤熟后，就可以一颗颗地剥着吃了。嗯，那滋味——与鸡头米和金桃的韵味有得一比。诗句是这样的：

"深灰浅火略相遭，小苦微甘韵最高。未必鸡头如鸭脚，不妨银杏伴金桃。"

北宋梅尧臣有五言长诗《鸭脚子》，描述了中原人民认识和栽植白果树的经过。形象地描绘白果树枝叶繁茂、果实累累之状，下面仅是其中的一段：

"高林似吴鸭，满树蹼铺铺，结子繁黄李，炮仁莹翠珠。神农本草阙，夏禹贡书无，遂压葡萄贵，秋来遍上都。"

诗人都喜欢吃白果，就有友情的互赠。北宋梅尧臣（字圣俞）和欧阳修（字永叔）的诗文均负盛名，二人友谊深笃。梅尧臣住安徽宣城（古称宛陵），人称其宛陵先生，欧阳修远在汴京为官，两地远隔，他们却经常诗文唱和。有一年，累累的白果成熟后，梅尧臣精心挑选了上百颗，简单包装后，托人寄给欧阳修。两位诗人仍习惯称它为"鸭脚"，是"鸭脚子"的简称。欧阳修收到后深为感动，于是写了《答梅宛陵圣俞见赠》诗，表示谢意：

"鹅毛赠千里，所重以其人。鸭脚虽百个，得之诚可珍。予问得之谁？诗老远且贫。霜野摘林实，京师寄时新。封包虽甚微,采缀皆躬亲。物贱以人贵,人贤弃而论。开封重嗟惜,诗以报殷勤"。

这正是"千里送鹅毛,礼轻情意重"。梅尧臣收到欧阳修的诗,依韵和了一首《酬永叔谢予银杏》。二人以银杏为媒,互相酬吟,留下了一段千古佳话。

"去年我何有,鸭脚远赠人。人将比鹅毛,贵多不贵珍。虽少未为贵,亦以知我贫。至交不变旧,佳果幸及新。"

公孙古树活化石

银杏树为银杏科落叶高大乔木,属于裸子植物。它是世界上古老的树种之一,是三百万年前的活化石。

远在一亿七千万年前气候温暖的上白垩纪时期,银杏树曾遍布全球。

侏罗纪公园中,就有该银杏树的身影。中生代的侏罗纪,它就已经出现在地球上了。当时,劳亚古陆包括今天的亚洲大部、欧洲和北美洲的巨大陆地,当时还没有漂移分开,银杏树在其中遍布。

银杏的生长特性正是植物间竞争形成的:

银杏偏爱生长于溪水边,在稍微干燥的地方则不利生长。可溪水边植物的种类多,生长竞争最为激烈。许多蕨类植物和苏铁等也喜欢生长在溪边。银杏有着"忍气吞声"的策略,它生长缓慢,只要获取少量的养分就足够生存了。而且在没有超过其他植物时绝不分枝,一杆独上,直插蓝天,直到树梢见到了充足的阳光,才从容地长出侧枝,成为像样的一棵树。在成为了亭亭玉立的一棵大树时,它才开始繁衍结果。大器晚成,而又"晚育",令它成为了慢慢腾腾的公孙树。

开花植物即被子植物在白垩纪开始出现、散布,在演变中走向繁盛。物竞天择,裸子植物的品种和地盘都受到了大大地挤压。相比之下,银杏争夺资源的能力就显得大大逊色了。银杏树的繁衍从此走向了衰败。到了五百万年前的上新纪,银杏已经在北半球大部分地方绝迹,只在中国还有分布了。

冰川世纪,到了第四纪冰期,约距今三百万年前,由于北极冰川的南下,许多植物被灭绝,我国大陆上的山地冰川地形(冰川有不相连接的地方),部分地方成为植物的"避难所",使得银杏成为了我国独有的特产植物,被称为"活化石"。孑遗植物除白果树外,尚有银杉、水杉、杜仲等。最终,银杏的天然分布只局限于浙江省天目山中,可能还有西南地区几个狭小的地方。如在湖北和四川的深山谷地里,自然资源考察人员发现有银杏与水杉、珙桐等孑遗植物相伴而生。

因为银杏树所结的种子核色白而叫白果,所以人们称它为白果树。该树果实成熟后外面包着橙黄色、肉质的果肉,看起来很像杏,可是种子的内壳是白色的,这是它得名银杏的原因。由于银杏树生长缓慢,从栽种到结果要经过二三十年的时间,四五十年后才能大量结果,人们说,公公栽下的树,孙儿才能吃到果,所以叫它"公孙树"。它的寿命可达千年以上。对这种在中国分布的孑遗植物品种,外国人称赞银杏为"东方的圣树"。

难怪在北宋梅尧臣《鸭脚子》诗中说它"神农本草阙",那时它还没进入本草著作中。李时珍说宋朝人在入贡时才将它改名叫银杏,正如我们见到的杨万里的《银杏》诗。银杏果入药的记载,首见于元代吴瑞《日用本草》。

白果在李时珍《本草纲目》中被列入果部,解说:"银杏原生江南,叶似鸭掌,因名鸭脚。宋初始入贡,改呼银杏,因其形似小杏而核色白也,今名白果。"从宋代时起既称它白果,又称它银杏,在这之前,它最早的名就叫作"鸭脚子",是从它的叶像鸭脚而得来的。欧阳修有《鸭脚子》诗曰:

"鸭脚生江南,名实本相符。绛囊因入贡,银杏贵中州。"

银杏树有几点特异之处:叶子长成鸭脚样,"叶似鸭掌,因名鸭脚",李时珍就是这么记录的;银杏的叶脉总是呈二叉分支,这在现存的种子植物中是绝无仅有的;有雄树,有雌树,雌雄异株,据说"千里之外可授粉结籽";开花难见,雄树开的是雄球花,而雌树开的花称为胚珠,胚珠在授粉后最后发育成种子;白果不是银杏的果实,只是它的种仁,因为白果是裸子植物,只有种子的构造,尚未演化出被子植物的果实。由于银杏种子的种皮发达,看起来与被子植物的果实相似。

银杏出国有故事

有朋友到英国去,带回摄于邱园的植物照片供欣赏,确实让人大开眼界。想象中,若来日能去英国,若观赏植物,邱园则作为第一目的地。到了那儿首先要看什么?我的目标是要找一棵高高大大的银杏树,看看那棵已经见证了几百年历史沧桑的雄性银杏树在异域的花园中是一种什么样的状态。

中国是银杏的唯一孑遗地,所以世界上现存的银杏其祖先都必源于中国。而银杏出国的经历,也一定有趣。

清朝时有个法国传教士叫汤执中(1706—1757年),他曾把中国的银杏移植到了英国。

汤执中在北京期间,还将银杏移植到了英国,这是英国园林中最重要的中国植物,一种与众不同的可观赏性树木。银杏名Ginkgo乃日文发音,biloba则指叶子的两片圆裂片。它是世界上最古老的孑遗植物,迄今为止有35亿年的历史。银杏的直系祖先分布在世界各地,包括约16亿年前的英国。令人惊叹的是,这种树从恐龙时代到今天,几乎没有发生什么改变,因此有植物"活化石"之称,是植物王国的伟大幸存者。银杏在中国备受推崇,有着悠久的栽培历史,尤其僧人们喜欢将之植于庙宇里。古老银杏在中国被保护的相当完好,至今在中国寿命千岁以上的银杏仍有上百棵。银杏叶在春天发芽,成长很慢,不过却值得等待,叶子状似扇子,引人注目,到了秋天,叶子的颜色变黄。将银杏雌植株与雄植株种在一起,可结种子,外种皮肉质,挂在树上像果实。银杏的种子也称"白果",中国人长期以来将它用来改善血液循环。

——〔英〕简·基尔帕特里克《异域盛放:倾靡欧洲的中国植物》

邱园的银杏树并不是汤执中直接引进的,它是中国银杏移植到日本后,又转口到欧洲的。日本的银杏是唐宋时代由我国传入的,它多种植在寺院中,具有典型的中国元素意味。

最早向西方介绍银杏的,是德国的博物学家恩格柏特·坎普法(1651—1716年)。1690年9月,他跟随荷兰东印度公司的医师来到了日本长崎。当时是大航海时代海洋帝国殖民的巅峰时刻,为了对付殖民者的侵略,日本人在赶走了早期的殖民者葡萄牙人之后,实行了锁国政策,长崎是唯一对外开放的口岸,而且只允许中国和荷兰的商船停泊。坎普法到达长崎时,面对的正是一个在实行自我封锁的东方神秘岛国。

坎普法对日本寺庙中的银杏发生了兴趣,他第一次见到这种珍稀而独特的东方圣树。当地人告诉它这种树叫"Ginkyo"(日语发音"ギソキョウ")。但坎普法在笔记中却将"y"误写成"g",于是"Ginkgo"成了它的拉丁名称,将错就错一至沿袭至今。

对银杏树,坎普法在自己的旅游笔记体著作《海外漫游》(也有译作《异域采风记》)中作了详细描述,1712年这部书在欧洲出版。银杏的种子也被采集后带回了欧洲。18世纪30年代,来自亚洲的银杏第一次在欧洲落户,被栽种在荷兰中部城镇乌德勒支。是彼得王公的园艺师詹姆斯·戈顿(James Gordon,1708—1780年)最先培育成功的,他在欧洲最早移植了银杏与槐树。

18世纪30年代中期,荷兰乌得勒支的植物园从日本出岛的荷兰商人手中获得银杏,到 1754 年左右,詹姆斯·戈顿才用种子培植出首批银杏,然后通过压条法培育繁衍。他最早的一棵银杏苗到 1837 年完全成熟的时候,据说已有 60 英尺高。第一批的银杏苗中可能有雌树,但戈顿用作压条的是雄树,于是英国几乎所有的银杏都是"他"的后代,所以也就顺理成章地以雄性银杏为主导。银杏的性别要到成熟期才能识别,这自然要等上许多年。譬如邱园有一棵来自戈顿苗圃首批培植而成的银杏,到 1795 年 41 岁时才开出了小小的柔荑花,人们才知道它是雄性。起初人们以为欧洲大陆所有银杏都是雄性,结果 1814 年却在日内瓦发现了一棵正在结果的雌性银杏。

——〔英〕简·基尔帕特里克《异域盛放:倾靡欧洲的中国植物》

彼得·科林森即彼得王公,他对詹姆斯·戈顿在异邦植物培育方面的专业才华有识才之功。1746 年,他在一封信中称赞道:"戈顿具有特殊的才能,他成功培育大量异域植物都是从种子开始培育的"。戈顿最终成为伦敦东部迈尔安德苗圃的专业园艺师。

很多时候,一些让人看不上眼的普通东西未必真正普通,正如银杏树。我们中药中的许多药用植物也是如此。到了英国伦敦,值得去参观一下邱园,特别看一眼那棵古老的银杏树。

在伦敦还有切尔西药用植物园（chelsea physic garden）,也是一个有着悠久历史的草药园。菲利普·米勒（Philip Miller, 1691—1771 年）曾经在那里为异域植物的繁殖与传播呕心沥血,而他的经典著作《园丁辞典》更让他流芳后世。

观赏古老的银杏树

单纯为看银杏树,其实是不用出国的。我们的校园里就有银杏的靓影。虽然植下它们的年代尚不够久远,但足以让人在目睹它不变容颜的同时想象它的祖先曾与恐龙相伴。

要看大的银杏树,学校近处也有,长清校园东南角墙外就移植有三棵上年头的银杏树。说三棵或者三株都显得不太合适,其实那是成束生长了好多年头的三组银杏树,有使人一望就联想到其原先野生而茂盛的状态。它们移植自哪里?这不得而知。它们从彼地移来本地,是为将其驯化成为"归化植物"吗?其实它们就是根植于兹的"本土植物"!其深层次的意义无法追究,也许就为那最简单的一点——好看。2011 年是联合国确定的"国际森林年",其主题是"森林为民",就着植树的话题说下去:如果在那儿破坏,而移来这儿美化,未必是一种值得称赞的行为。

虽说这组银杏树已上年头,但并不古老。在济南,去灵岩寺会看到那儿的一棵硕大银杏树,也是济南的名木。在济南超过千岁的古木中,银杏树位列其中,但仅有一位,是市区南部十六里河镇巩村白云观西侧学校院内老的银杏树。其树干通直,高 33.3 米,树冠分八大主枝,东南西北中各向分布,形如巨伞。根部西侧生长一小银杏树,与母树相依,有分枝缠绕,形成"子抱母"。母子两株树都结果,丰年有上千斤。此树树龄已有 1300 年,直径 1.85 米。

山东的银杏古树就特别的出名。更古老的银杏树哪儿有?位列全国第一位的,当数山东莒县浮来山定林寺的古银杏树。

银杏树确为树木中的老寿星,一般能生长一千多年。在山东省莒县浮来山定林寺有一株老银杏树,树高达 25 米,树围需八人环抱,系商代所植,距今已有三千多年。

据《重修莒志》记载,早在鲁隐公八年(公元前 715 年),鲁国国君鲁公与莒国国君莒子,曾在这株树下会盟。

现在此树仍然苍劲葱郁,巨影婆娑,高大的树冠可遮蔽方圆一亩地。而且能年年阳春开花,金秋结果,令人赞叹不已!

河北省遵化县禅林寺是一座古老的寺庙。寺院周围矗立着十三株蔽天遮日的古银杏,其中一株树心已腐朽,又在洞腹中生出一株粗大的银杏,母子合一共擎苍天。据寺庙碑文曾记载:"先有禅林后有边(注:指长城),银杏还在禅林前"。证明这十三株银杏历尽苍桑,已有两千多年。

江西庐山黄龙寺前的"黄龙三宝树",其中的一株为古银杏树,据说是晋代栽种的,距今也已有一千多年了。

北京潭柘寺三圣殿西侧有一株辽代的银杏树,清朝乾隆皇帝曾封它为"帝王树",树龄也有一千多年。

银杏树在我国的分布虽广,但除被称为银杏故乡的浙江天目山一带尚有野生类型外,其余则多属人工栽培。

我喜欢银杏,这种具有重要药用价值的最古老的名树。

有心得识白果药用

万事都怕有心人。

"夫本草曰日用者,摘其切于饮食者耳。盖饮食所以养人,不可一日无。然有害人者存,智者察之,众人昧焉。故往往以千金之躯,损于一箸之顷而不知。瑞卿悯之,于是类次食物,凡五百四十余品,共为八卷,曰《日用本草》,行于世。盖以往者不可追,来者犹可救也。"

这是李汛为一本书写的序。这本书是元朝的一位教授,更确切地说是一位医学教授的著作。这位医学教授名吴瑞,字符瑞,一字瑞卿,为元代海宁人。他于天历年间(1328—1329年),取日用饮食之切要者共五百四十余种,分类叙明其药效,用其养人,防其害人,著为《日用本草》。

所谓"教授"一词,出现之始是作动词用的,即把知识传授于人。它最早出现在《史记·仲尼弟子列传》:"子夏居西河教授,为魏文候师。"到了宋代,教授成为学官名。诸王宫学、宗学、律学、医学、武学等置教授传授学业,各路、州、县学均置教授,掌学校课试,执行学规等事,位居提督学事司之下。元代诸路散府以及上中州学校,明清时代的府学都设置有教授之职。

吴瑞在元代文宗年间(1330—1332年),官本县医学教授。由之,大家不会联系到吴瑞因著了一本书而得了个医学教授的官职吧?

这之间也许有联系,也许没有联系。古人有时并不比现今的人更功利性。正确地看待历史,就既不能厚古薄今,也不可求全责备。人类的成长与文化传承正是从历史中走来的。有人认为中医没有存在的必要了,就因为它古老,是个老古董。这是一种没有历史存在感的无知与短视!

由吴瑞编纂的《日用本草》共八卷,记载了可供日常食用的动物、植物和菌类540种,分为米谷、菜、果、禽、兽、鱼、虫、五味共八门。除名称外,还记载了每种动物、植物和菌类的性状、性味、烹煮方法和药用价值,间附有治病处方。这是一本按照本草学体例而专记可供食用的动物、植物和菌类的系统著作。

药食同源。人们正是在食用白果的过程中,逐渐认识到它的药用功效。吴瑞的《日用本草》,正是解说日用食品的药用,有治病,有防毒,而这本书是白果最早出现于本草之始。

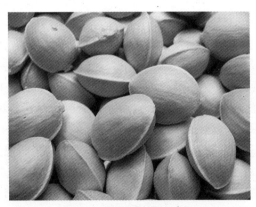

图37 药食两用的白果

性涩能敛止喘嗽

考察白果能治什么病,就要熟悉了解它的药性。白果性涩,它具有收敛之性。

根据中医学的药性理论,白果味甘、苦、涩,性平,有毒,入肺经,功能敛肺定喘、止带浊、缩小便。常用于主治痰多喘咳、带下白浊、遗尿、尿频等病症。

白果是治哮喘的有效药物,兼有化痰之功。用于痰热内蕴,痰多气急,咳嗽哮喘,常与麻黄、杏仁、黄芩等同用。明朝时,南京有家中药铺,"治哮喘用白果定喘汤,服之无不效",名闻遐迩,并由此发了大财。其方很简单,系用白果 21 个,炒麻黄三钱,紫苏子、款冬花、法半夏、桑白皮各二钱,杏仁、黄芩各一钱半,甘草一钱,水煎服。现今中医临床,常用白果配地龙、黄芩等,治疗慢性支气管炎中医辨证属肺热型者。

白果可收涩而固下焦,用治妇女湿热带下。根据不同证型,属湿热所致,带下色黄稠腻、腥臭者,可用白果与黄柏、车前子等配伍,代表方如易黄汤;如因脾肾亏虚所致,带下清稀,用白果配山药、莲子等同用。

白果助考缩小便

白果的收涩之性,有缩尿的作用。治疗小便频数以及遗尿者,可用白果煨熟嚼食,或配熟地黄、山茱萸等。对于慢性淋浊而尿无涩痛症状的,可用炒白果仁、炒山药等分为末,每天三次服用。

据清初《花镜》一书记载,古时考秀才、举人、进士之时,不准考生出来大小便,为此考生常自带煮熟的白果,间而食之,以截小便,倒也见效。

都说"秀才不出门，便知天下事"。对于考秀才的书生们最早是如何得知白果能够缩小便的，就有不止一个的口头传说。

大臣之用。传说古代有位大臣，有尿急病，他家有懂医的谋士，怕老臣在朝上站立时间久了，熬不住要"放水"的折磨，就让他在上朝前吃炒熟的白果。这位大臣体会，这白果还真管这件事——可缩尿。

高僧之用。大人说小孩坐不安稳、到处跑，叫做"屁股上长了刺儿"。但人要真正安稳住，还是要克服许多杂事干扰的，其中就有这"放水"的俗事。寺庙中清静修行，大师的愿望自然是不要频频更衣。有位懂医的高僧，就采用吃几个白果的方法，防止打坐时因"俗事"影响了自己的修行，确可减少更衣次数。其行可嘉。他还将这一方法，传给了供奉庙中香火的施主老翁。

老翁之用。俗话说"小儿觉多，老人尿多。"到了民间，有位老人因年高体弱，虽然尽量少喝水，夜里还是要起来多次，苦恼不堪。当地的郎中向他介绍小偏方，每次吃五六粒熟白果，一天吃两次。慢慢的，月余后情况好转，后来果然大大减少了此事的苦恼。老翁体会，这管事，能用！

是他、是他还是他？反正，吃白果能缩小便，后来就让考秀才的年轻人知道了……

以上的，都只能称为口述的历史。反正都是实践出真知，在使用中得到印证。口述的历史也很重要，不是吗？

白果药用，一般入汤剂煎服，临床常用量为5~9克。要注意取利避害：一般认为白果涩敛壅气，不宜多用。感冒咳嗽时应当忌用。

炒炖美味成其诗礼

白果为药食两用品种，可直接将白果炒了或烤了吃，更可制作成蜜饯，还有如水煮银杏罐头。

炒白果很好吃。叶圣陶的《卖白果》文比较抒情,而《三棵银杏树》则比较写实:

"说起银杏果,不由得想起'烫手罗,热白果'的叫卖声来:白果是银杏的种子,炒热了,剥掉壳,去了衣,就是绿玉一般的一颗仁,虽然不甜,却有一种特别的清味,我们都喜欢吃。"

说吃有文化。"诗礼银杏"是菜名,如此雅称,怎能不吸引人的关注呢。孔府菜可是鲁菜系中的贵族菜品,用白果做成的"诗礼银杏"是孔府宴中特有的传统菜,堪称名肴珍品。

据《孔府档案》记载,孔子教其子孔鲤学诗习礼时曰:"不学诗,无以言;不学礼,无以立。"这成为圣人家教的美谈。孔子后裔自称"诗礼世家"。到了第五十三代衍圣公孔治,建造了诗礼堂,以表敬意。诗礼堂前植有两株银杏树,长得苍劲挺拔,结出的银杏果实硕大丰满,给人以收获的喜悦。再后来,孔府宴中取用此树所产的银杏,做成一款佳肴,起名诗礼银杏,成为孔府很早就有的上等名菜之一。

诗礼银杏取用白果作主料,用猪油炒,以丰富这款素菜的口感,加以桂花酱和蜂蜜,突出其香甜。其成品清香甜美,柔韧筋道,色如琥珀,清新淡鲜,酥烂甘馥,十分宜人。

旧时王谢堂前燕,飞入寻常百姓家。鲁菜系中有一款"蜜腊白果",就是诗礼银杏从孔府菜走入大众生活的一次转变,使其成为了普通人可品尝的舌尖美味。

美食之中学诗礼,诗礼银杏做起来并不难。

制作时,先将白果去壳,碱水再泡去外皮,入锅中沸水稍焯去掉苦味,在锅中煮酥取出。炒锅下猪油,并加白糖,炒成银红色,加入清水、白糖、蜂蜜、桂花酱调匀,这时倒入白果,慢慢燺(kào,指烹调时用微火使汤汁变浓或耗干),收汁至浓,少淋猪油,成品盛入浅汤盘中,即大功告成了。它兼有解酒止咳的效用,特色独具。你学会做了吗?

鲁菜系中有另一款甜品"蜜三果",系采用红果(山楂)、栗子、银杏等为主料制作而成。

鲁菜系中还有一种甜品"什锦水果羹",选用熟白果、糖莲子、香蕉、菠萝蜜、橘子、鲜桃、苹果、核桃仁、栗子、红枣各适量,甜品开会庆"丰收"。

说到浙江天目山有古老银杏的遗存,这儿的人们也懂得用白果做成一道美味。

天目山中的清凉峰镇,专门有个叫白果村的宝地,素以夏季清凉、风景优美、空气清新且环境幽静著称。虽在深山有人闻,这儿就吸引了大批的游人前来观光浏览。人们在此不仅得以观赏天目山独特的白果树资源,更能品尝到当地的名产白果,得到舌尖上的享受。

物有地产,清凉峰自古出产有山珍——"清凉四绝":一是天目笋干,以条细、质嫩、肉厚、色白而闻名;二是清凉云雾茶,冲泡后汤水明澈,茶香浓醇;三是清凉峰山核桃,颗粒饱满,个大香醇,健脑滋补;四是白果炖鸡,用当地的山鸡加上白果烹调而成,以汤汁浓白、鸡肉鲜美享有盛誉。

当地的村民讲,这白果炖鸡功效滋补,可是清凉峰道院三百多年前的首创。天目山上曾经有一位道长久病不愈,长年卧床不起。道士就取用峰下千年白果树上的白果,与母鸡炖汤,给道长休养病体。道长在食用以后,没想到病情有所好转。持续食用,久病的身体竟然慢慢恢复了健康。从那以后,味道鲜美的白果炖鸡,更以它神奇的滋养壮身效果风闻百里,成为了一款当地特色滋补佳肴。

白果的药用功效一经发现,人们在食用它的时候,也难以忘怀了。

银杏叶可止泻痢

古人药用取白果,今人药用有其叶。这曾经是我的一种认识。

我留心识药已久。对于银杏来说,本以为银杏叶药用是20世纪末才开始有的事情,未承想这是完全错误的。与我犯同样错误的人估计并非少数。读书不到,常做井底之蛙,这是其中的一次,印象特别深刻。

明朝时,太医院院判可是正六品的官员,其职务相当于太医院的业务副院长。明朝政府重视编纂医药典籍。在明朝由太医院院判刘文泰(1488—1505年)奉旨领衔编纂的《本草品汇精要》一书中,记载有白果"叶为末,和面作饼,煨熟食之,止泻痢"。它的记载与当代将银杏叶主要用来防治心脑血管疾病不同。这么明确的记述,却被好多的人忽视过去了:竟令好药人不识,继续沉寂五百年!

《本草纲目》成书于1590年,比成书于弘治十八年(1505年)的《本草品汇精要》晚了八十多年。有人说《本草纲目》中已有银杏叶的药用,其实是误传。在《本草纲目·果部》卷三十中记载的银杏条中仔细地进行搜寻,即便在附方中,也未有任何涉及银杏叶药用的内容。

对于古人的发现,现代人可以详细地进行考察印证。李星宇等在1998年《浙江中医杂志》上的一则报道——银杏叶浸泡剂治疗小儿腹泻56例,将在下面得到详尽地叙述:

运用单味银杏叶浸泡剂治疗小儿腹泻56例,取得满意疗效。方法是:采集当年8~10月银杏树鲜叶,去其黄叶,洗净在通风处阴干,使其保持深绿色,去梗,取净叶片,磨碎备用。用时取双层消毒纱布包好,浸以沸水,待汤液稍温时即可服用,以浸泡液代水,全天频频服用。日用生药量为每千克体重0.125克。在服药期间,可停用其他药物。

在观察的56例儿童中,男童31例,女童25例;年龄2月~4岁,其中2~6月龄者4例,7月~1岁者26例,1~2岁者13例,2岁以上者13例;病程最短者2天,最长为3周。均符合以下诊断标准:大便次数每天 5 次以上;大便性状为稀水样或蛋花样;大便镜检为每高倍视野的红、白细胞分别在 3 个以下;脱水程度不超过中等;无明显的代谢性酸中毒;无明显的低血钾及低血钙症状;一般精神状况较好;无小儿肺炎、心力衰竭等并发症。其中伴发热 15 例,恶心、呕吐 24 例,腹胀、腹痛 36 例,纳差 35 例。大便常规化验:有脂肪球(+~+++)者 21 例。已用过其他药物治疗无效者 36 例。

治疗结果,56 例患儿,有 32 例显效痊愈,经治疗 24~48 小时,腹泻次数已减少至每日 2 次以下,大便性状恢复正常,临床症状完全消失;有 22 例有效,经治疗 48~72 小时,腹泻次数已减少至每日 4 次以下,且水分明显减少,临床症状基本消失;仅有 2 例无效,经治疗 72 小时,腹泻无缓解,症状加重。总有效率为 96%。其中痊愈及有效的 54 例腹泻患儿,见效时间 1 天的为 15 例,2 天的为 17 例,3 天的为 22 例;呕吐的 24 例均获治愈,其中经 1 天治愈的为 21 例,2 天的为 3 例;腹痛腹胀的 36 例中,除 1 例无效外其余症状均消除,其中 1 天治愈的为 10 例,2 天的为 13 例,3 天的为 12 例;15 例发热者均治愈,其中治疗 1 天痊愈的为 5 例,2 天的为 2 例,3 天的为 8 例;纳差的 35 例中,有 34 例获效,其中 1 天获效的为 5 例,2 天的为 11 例,3 天的为 18 例。

据药理研究证明:银杏叶水煎液对金黄色葡萄球菌、痢疾杆菌及绿脓杆菌均有抑制作用,银杏叶提取物能对抗磷酸组胺、乙酰胆碱及氯化钠对于豚鼠离体回肠的致痉作用,其作用强度与罂粟碱相似,而较持久,并对豚鼠离体肠管有解痉作用。银杏叶具有较好的止泻作用,同时其止呕吐的作用亦十分显著,当与上述药理作用有关。

银杏叶浸泡剂,采集制作简单易行,服用方便,疗效显著,即使对于患儿也较易于接受。它的优势很大,不是吗?

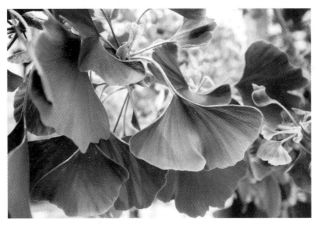

图38　银杏叶片最早以"鸭脚"称之

从银杏叶治泻痢这件事上,让我们体会到,不怕它古老,怕你不识它的好。

见证奇迹"叶籽银杏"

都说银杏树是奇树、宝树,其实,很多人根本没有见识过它最神奇的地方。奇中之奇、宝中之宝,要数叶籽银杏树。

最初关注到它,来自中国林业新闻网上2009年10月的一则新闻:

山东省沂源县境内有一株近千年古"叶籽银杏王",目前仍枝叶繁茂。据当地农艺师介绍,今年可望产银杏干果约2000公斤,产值8万余元。此树高25.5米、胸径3.6米、冠幅18米、主干高3米。5月开花,10月果实成熟,去年产银杏干果约1500公斤,产值6万多元,今年挂果比往年更多。因20%的银杏果生长在其叶片上而得名"叶籽银杏"。

后来在极偶然的机会,让我从古代笔记中看到了对这种神奇的植物现象的记述——浙江衢县(因县境有三衢山而称三衢）有"胎生果"，说得正是银杏。发现叶上生银杏果的这种胎生现象，距今已有近三百年的历史。清朝松江（今上海）人章有谟（1648—1735/1736，字载谋）在其《景船斋杂记》中说：

"三衢有白果树六株，枝叶无异，每岁生果时，即于皮中肿起，其大日增。至果熟时，取刀破皮出之，可得数石，味亦如常。名胎生果。"

叶籽银杏树，它有果实长在叶子顶部的边缘上，叶片产籽，所以才叫"叶籽银杏"。它是银杏树的一个变种。

叶籽银杏的叶片主要可以分为正常叶和叶生胚珠叶两种叶片，叶上结籽只能发生在叶生胚珠叶上。正常叶和叶生胚珠叶在长、宽、鲜重、面积等指标上存在有明显的不同，它们的叶脉也有不同。银杏的植物拉丁学名是用"两分的"来命名，想不到它还真的给出明显不同的"两种"叶片，形成叶籽银杏这一特殊的物种。

叶籽银杏叶片的颜色分绿色和斑叶两种类型，叶籽银杏树存在黄绿相间的斑叶，是它的一个特性。

邱园可看古银杏，叶籽银杏唯中国。

银杏被引种到世界各国，历史也很长久了，但叶籽银杏树为中国所独有，其他国家目前尚未发现。专家认为，银杏树的果实结在叶子上，这其实是一种植物的返祖现象。叶籽银杏的发现，吸引了植物学方面的专家学者对其进行专门研究，以求破译其中的奥秘。

叶籽银杏是银杏这一孑遗物种的特殊种质，学者对实生和营养繁殖的后代叶生胚珠（叶生种实）的表达十分关注。

中国发现的叶籽银杏王是在山东省沂源县织女洞林场大贤山后坡上，树龄已有八百年。以这棵首次发现的叶籽银杏为试材，已经对它的变异特性、"叶生拟胚珠"的形态发育过程、叶脉以及叶和胚珠的形态进行了研究。结果发现，叶生拟胚珠的发育过程可分为发端期、形成期、增大期和成熟期。大千世界观稀奇:它的每个能结籽的叶上,叶生拟胚珠有 1~8 个,但只有一个能正常发育,在叶上结出银杏果。

叶籽银杏的特点,在同一短枝上有部分雌花直接坐落于叶片之上,其后可发育成为带叶种实,叶上生籽,就叫成了叶籽银杏。但这种奇异种实在同一株树上仅占 20% 左右,种实形状为正圆形和长椭圆形,以长椭圆形的居多。种实的平均单粒重10.4 克,千克粒数 96 粒。种核长倒卵形,平均单粒重 2.17 克,千克粒数 461 粒。

进行嫁接繁殖研究发现,从这株八百年生的叶籽银杏母树上采集接穗,在嫁接 12 年后,有 6 株幼树出现叶生胚珠,并发育成正常叶生种实,这成为了世界上仅有的 6 株幼龄叶籽银杏。叶籽银杏表达株率占 9.68%,也就是说嫁接后仅不到十分之一继续出现叶籽银杏;平均叶生种实率为 0.074%,这个比率是树上只有万分之七的树叶上结了籽。

嫁接再生的叶籽银杏形态特征、种实特性、生长特性、变异特性与母树相同,表明叶籽银杏可视为一个品种,并具有稳定的遗传特性。

银杏属于裸子植物,它的胚珠裸露在外,受精后最终发育成种子。叶上生银杏,它的胚珠被称为叶生拟胚珠。与正常胚珠相比,已经发现叶生拟胚珠的数量和着生部位都有很大的差别,发生时间具有滞后性和异时性。叶生拟胚珠的形成期比正常胚珠滞后 15 天,而且在授粉期的叶生拟胚珠上始终未发现"传粉滴"的出现。叶生拟胚珠按其着生位置分为单裂单生型、单裂簇生型、双裂簇生型、多裂单生型和散生型五种。

叶籽银杏这一珍贵的品种具有较高的观赏价值,而且它的叶片宽大厚实,系良好的叶用品种,果实具有独特的味道,有着重大的科研及实用价值。

叶籽银杏除了在山东沂源发现有成年古树,并已进行了深度研究外,1981 年在广西兴安县护城乡曾发现过三株已六十龄的叶籽银杏树,单株产籽7千克。

银杏,白果;白果,银杏。

其实,它的神奇,我们远没有说完。

一棵古老的银杏树,即使没有高入云天,却尽显孤傲挺拔。有点儿孤单的它,更吸引人们的眼光——欣赏甚至崇拜。你是否觉得,这样的一棵银杏树,最适合成为台湾作家三毛慧眼中,那"站成永恒"的一棵树!

"如果有来生,要做一棵树,站成永恒。

没有悲欢的姿势:

一半在尘土里安详,一半在风里飞扬;

一半洒落阴凉,一半沐浴阳光。

非常沉默、非常骄傲,从不依靠、从不寻找。"